Frères d'armes

Patrick Clervoy

Frères d'armes

Médecin militaire
en opérations extérieures

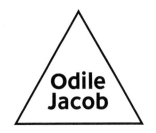

© ODILE JACOB, Février 2024
3, rue Auguste-Comte, 75006 Paris

www.odilejacob.fr

ISBN 978-2-4150-0760-7

Le Code de la propriété intellectuelle n'autorisant, aux termes de l'article L. 122-5, 2° et 3°a, d'une part, que les « copies ou reproductions strictement réservées à l'usage privé du copiste et non destinées à une utilisation collective » et, d'autre part, que les analyses et les courtes citations dans un but d'exemple et d'illustration, « toute représentation ou reproduction intégrale ou partielle faite sans le consentement de l'auteur ou de ses ayants droit ou ayants cause est illicite » (art. L. 122-4). Cette représentation ou reproduction, par quelque procédé que ce soit, constituerait donc une contrefaçon sanctionnée par les articles L. 335-2 et suivants du Code de la propriété intellectuelle.

« J'ai essayé de réintégrer l'observateur dans l'objet de son observation. »

CLAUDE LÉVI-STRAUSS, *Apostrophe*, 1984.

Préambule

À cinq reprises, j'ai été en position d'observer des hommes et des femmes engagés dans des opérations militaires, loin de chez eux, dans des conditions précaires et parfois au péril de leur vie. Les gens se faisaient la guerre. Des violences entre des groupes armés surgissaient en Afrique centrale, en Amazonie, en Europe centrale, en Afghanistan, au Sahel. Soumis au chaos, les rapports humains montrent des singularités. Dans la détresse, les groupes s'organisent. Des liens se tissent pour faire face à l'absurdité et l'horreur.

Projeté au cœur des conflits, animé par des valeurs humanitaires, j'avais la conviction que je pouvais, pour quelques-uns, rendre le monde un peu meilleur. Mes pérégrinations se sont succédé sur une période de trente ans. Avec le temps, mon regard changeait. On ne voit pas les choses de la même manière avec l'âge, l'expérience et le grade. Pour comprendre, il fallait le recul du temps.

AVANT-PROPOS

D'où vient que j'aie été mêlé à ces aventures ?

Je finissais mes études au lycée militaire de Saint-Cyr-l'École. C'était un internat sans joie. Un soir, j'étais à bavarder dans une chambre voisine. Sur le bureau, j'observai des ciseaux bizarres posés à côté d'un livret. La brochure avait une couverture ornée d'un caducée. C'était un recueil de textes réglementaires. Les ciseaux piquèrent ma curiosité. Je ne parvenais pas à deviner l'usage de cet instrument tordu. Mon camarade expliqua que je tenais à la main des « ciseaux à pansement ». Il déclara qu'il voulait devenir chirurgien. Il avait décidé de se présenter au concours d'entrée aux écoles du service de santé des armées. Jusque-là j'avais peu fréquenté ce camarade. Je ne le connaissais que de nos allers-retours dans un même corridor. Plus il parlait de son projet, plus je voyais son visage s'éclairer. La perspective de ce métier le passionnait. Je sentis qu'il avait une vocation. J'étais étonné. Lui avait une vision précise de son futur, pas moi. Comme la majorité des autres élèves, j'avais les yeux rivés sur le baccalauréat. Je regardais cette échéance comme un mur sans imaginer ce qu'il y avait derrière. Mes rêves d'avenir étaient vagues. J'envisageai une solution à mon embarras. Le lendemain j'allai voir l'adjudant de compagnie pour m'inscrire à ce concours. Je n'ai aucun mérite à l'avoir réussi. Ce fut une formalité. Les épreuves écrites se déroulaient dans nos salles de cours. Elles ne furent pas plus difficiles que les devoirs sur table que nous faisions chaque samedi. Aux épreuves orales, je fus gratifié de points supplémentaires parce que j'avais effectué des formations militaires pendant mes années de lycée. Je fus admis à Santé navale. La première année de médecine se terminait sur un concours très sélectif. Je dus me plonger dans les études avec une rigueur monacale. Seuls 15 % des étudiants en première année parvenaient en deuxième année. Je donnai tout ce que je pouvais. Je fus reçu. J'appris plus tard que mon camarade qui rêvait de chirurgie avait échoué à deux reprises, ce qui le raya définitivement du cursus médical. Je suis devenu médecin par le hasard de sa rencontre. Il n'eut pas cette même fortune.

Les études de médecine se prolongèrent dans l'insouciance du lendemain. L'école de Bordeaux était une matrice. Nos besoins élémentaires étaient pris en charge. Logés, habillés et nourris, nous devenions des machines à étudier. Notre motivation pour embrasser la carrière de médecin militaire était entretenue par la dynamique de groupe. Chacun racontait les rencontres qui l'avaient amené à faire le choix de s'engager pour devenir médecin dans l'armée. Toutes ces histoires enrichissaient notre imaginaire collectif. Une solde suffisante nous permettait des sorties au cinéma et au restaurant. Je profitais des temps de loisir pour faire du parachutisme, de la plongée, des arts martiaux, de l'alpinisme. D'année en année, ma formation se complétait. J'étais en troisième année de mes études lorsque je rencontrai un ami de mes parents. Il était chirurgien et opérait dans une clinique. C'était un ancien médecin militaire. Il avait été résistant pendant la Seconde Guerre mondiale et avait fait la guerre d'Indochine. Cet homme calme et modeste avait vécu les épreuves terribles de la bataille de Diên Biên Phu et celles de la captivité qui avait suivi. Il me prit en sympathie et m'invita à suivre ses interventions au bloc opératoire. Il me montra comment se laver les mains et s'habiller pour entrer en salle d'opération. Il me raconta peu de choses de son parcours militaire. Il n'y mettait ni fierté ni rancœur. Il estimait qu'il avait fait son devoir. Il parlait avec une rigueur morale qui m'impressionnait.

Mes études se terminèrent avec la soutenance d'une thèse. Avant d'être affecté dans une unité militaire, je dus passer par l'école d'application. C'était une année d'enseignement qui se déroulait au cœur de Paris dans les murs historiques du Val-de-Grâce. Avec mes camarades je reçus une formation supplémentaire dans des spécialités comme le triage des blessés, la chirurgie de guerre, l'hygiène en campagne, les évacuations sanitaires, la détection de la radioactivité et la protection contre les armes chimiques. L'ambiance était scolaire, le style de vie suranné. Tous les jours nous devions porter un uniforme et nous plier aux rituels des cérémonies. Quelle que soit la saison, la tenue était la même, inconfortable et empesée. Les vieux bâtiments n'étaient pas climatisés. Entassés sur nos banquettes, l'hiver nous avions froid et l'été nous suffoquions. Où que nous allions, il fallait porter une casquette dont la coiffe blanche devait rester immaculée. Nous n'avions pas d'endroit pour nous détendre. Il était interdit de mettre les mains dans les poches, de tomber la veste, de desserrer la cravate ou d'ouvrir le col de la chemise. Nous avions l'impression d'évoluer dans un autre monde. Au petit matin, devant le mât des couleurs, alignés pour la cérémonie, au son du clairon nous restions au garde-à-vous, immobiles et silencieux, à regarder le drapeau s'élever. À deux mètres de nous, de l'autre côté des grilles, rue Saint-Jacques, les voitures passaient et des piétons bavardaient. Il n'y avait qu'une grille entre les civils et les militaires, mais cette grille séparait deux univers qui ne se mélangeaient pas.

Nous percevions comme un privilège d'être les héritiers d'une tradition de médecins militaires deux fois centenaire. Dans les couloirs de l'ancienne abbaye, des plaques de marbre noir portaient en lettres d'or les noms des médecins morts dans la lutte contre la fièvre jaune, le typhus et le choléra. À l'entrée, une plaque célébrait Alphonse Laveran qui reçut le prix Nobel pour la découverte de l'agent du paludisme. Une autre célébrait Albert Calmette, inventeur de l'immunisation contre la tuberculose. Les élèves étaient nourris des récits des médecins « des colonies », qui s'étaient rendus célèbres dans la lutte contre les grandes endémies. Eugène Jamot avait dirigé les campagnes sanitaires contre la maladie du sommeil. Léon Lapeyssonie avait combattu la méningite en Afrique tropicale. Nous mettions nos pas dans ceux de nos prestigieux aînés et nous en éprouvions de la fierté. Pour les cours, la promotion était rassemblée dans l'amphithéâtre Rouvillois. Trois murs sur quatre constituaient une immense bibliothèque. Du sol jusqu'aux voûtes, des milliers de livres étaient rangés derrière des vitres. Des linéaires d'annales de chirurgie et de médecine, des traités de physiologie, des précis sur les maladies tropicales, des planches d'anatomie, des atlas de géographie... Nous récitions la devise de Santé navale : « *Mari transve mare hominibus semper prodesse* », « Sur mer et par-delà les mers, toujours au service de l'homme ». Nous écoutions les professeurs en même temps que nos yeux parcouraient les rayonnages de livres. Nous rêvions de terres lointaines.

À la sortie de la formation, je fus affecté dans une unité de la 9e division d'infanterie de marine, le 41e régiment d'infanterie à Châteaulin dans le Finistère. Je choisissais cette affectation par défaut, pour répondre à un intérêt familial. Je n'éprouvais aucun enthousiasme. Mes années d'études avaient été une longue période de camaraderie mêlée d'aventures hospitalières. J'allais vers l'univers sombre des casernes, fait de chambrées qui puent, de bousculades, de privations et de grossièretés. J'en avais déjà fait l'expérience au collège militaire et lors des stages en prévision du service national. Je savais que, lorsque le groupe riait parce qu'un gars en avait bousculé un autre, il fallait se forcer à rire sans quoi la prochaine bourrade était pour celui qui la désapprouvait. Je n'étais ni grand ni fort. Je devais m'endurcir et je n'en avais pas envie. Je devais être sur mes gardes et me défendre. L'univers militaire était rugueux. Quelques anciens me donnèrent de précieux conseils qui aidèrent à m'acclimater. Il fallait aussi avoir de la repartie. L'armée est une société cloisonnée avec des compétitions dans chaque sous-groupe. Le premier jour, lorsque je m'assis à la table des officiers subalternes, un officier plus âgé m'interpella devant tout le monde. En même temps qu'il me dévisageait, il découvrait mon nom sur la bande patronymique de ma veste. Il plissa les yeux et prononça : « Cler-voy... C'est bien d'avoir un médecin clairvoyant ! » Quelques-uns commencèrent à ricaner. Je regardai la veste de celui qui me prenait à partie et y lut son nom : Sauty. Je trouvai la réplique : « Et vous, chaque fois que vous ouvrez la bouche, c'est pour dire une sottise ? » Cela fit cesser les rires. Je connaissais le principe de la vie en meute. Si on vous mord, il faut sans délai mordre à votre tour. J'avais passé un test. Je découvrais que, loin d'être endormi, l'univers militaire exigeait un esprit vigilant, affûté et adaptable.

La fonction de médecin m'aida. En quelques semaines, je fus jugé. Dans ce milieu privé de douceur, où les corps étaient mis à l'épreuve, il suffisait d'être compétent et dévoué pour être accepté. Je participais aux séances de tir et aux épreuves sportives collectives. J'étais attentif au bien-être des personnels. Je fis ma place. Je me résignai à une vie de troufion, mais je gardais en arrière-pensée l'objectif d'en sortir le plus vite possible. J'avais la crainte qu'à rester longtemps dans ce poste je pouvais glisser vers une médiocrité professionnelle. Mon ambition était de préparer les concours hospitaliers. Par contrat, mon statut ne m'autorisait à présenter ces concours qu'une fois révolue la troisième année en corps de troupe. Je savais d'avance que je serais soumis quatre années à la vie de ce régiment. Cela me donnait du temps. C'était l'occasion de connaître des expériences que la vie hospitalière ne me permettrait plus. Je me portai volontaire pour les missions extérieures de l'armée française. Autour de moi les collègues ne cessaient de raconter leurs aventures. J'avais envie d'en recevoir ma part. À l'époque, la division d'infanterie de marine envoyait ses unités dans plusieurs pays d'Afrique. Cela faisait trois mois que j'étais sorti de l'école d'application lorsqu'on me proposa une mission prolongée en Centrafrique. J'acceptai. J'allais à mon tour découvrir ce continent mystérieux.

CHAPITRE 1

Initiation centrafricaine

La Lobaye

Un départ est comme une naissance. On entre dans un monde inconnu. Chaque étape réserve une découverte. Le jour dit, un chauffeur m'amena à Dinan, lieu de rassemblement du contingent qui devait le lendemain se regrouper pour partir de Paris. J'avais quarante kilos de bagages répartis dans un sac à dos et un sac marin. On me déposa devant un casernement vieillot mais propre. C'était rustique. Un dîner froid et un minimum de toilette. On m'affecta une chambre de passage. Je trouvai un lit sans drap. Je passai la nuit dans un sac de couchage. Toutes les missions militaires commencent ainsi : une dernière nuit au milieu de nulle part. À l'aube, je pris un petit déjeuner dans un réfectoire presque vide. Les quelques personnes présentes constituaient le détachement qui devait partir pour Bangui. Un adjudant vint vers moi et m'informa que j'étais le chef de ce groupe. Il vit mon étonnement. Il m'expliqua que l'usage militaire veut que, lors d'un transit, le commandement du groupe soit confié au militaire le plus âgé dans le grade le plus élevé. J'avais un grade – médecin des armées – équivalent à celui de capitaine. J'étais le plus gradé. La situation était baroque.

Mon expérience militaire était ridicule. J'étais incompétent pour conduire ce groupe à Bangui. Je me hâtai de proposer à l'adjudant, bien plus expérimenté, de prendre la fonction d'adjoint au chef de groupe. Il accepta en souriant. On me soumit le problème du moment : un membre du groupe, gendarme, transportait son arme de service. Pour respecter la réglementation aérienne internationale, il fallait la démilitariser pour la présenter au commandant de bord. Lui-même la neutralisa en enlevant le percuteur qu'il me confia. Le problème fut résolu. Dans ce monde que je découvrais, les solutions arrivaient avec les problèmes. Les événements me paraissaient simples. Nous montâmes dans un car qui nous conduisit à l'aéroport. Nous embarquâmes dans un DC-8 de l'armée de l'air. Cap au sud. Durant le vol, je pris plaisir à contempler les grands déserts d'Algérie, du Mali puis du Niger. « C'est l'Afrique », répétais-je émerveillé.

L'avion commença sa descente sur Bangui. La nuit tombait. La basse altitude me permit d'observer une myriade de petits foyers rougeoyants. Devant chaque maison, les habitants faisaient un feu. Je débarquai. La première perception fut celle des fragrances des bois tropicaux qui se consumaient doucement. Je m'enivrai du parfum de ce pays.

Une voix gutturale me ramena à la réalité. Nous fûmes parqués au pied de l'avion. Une dizaine de véhicules nous encerclaient, moteurs allumés et pleins phares. C'était la seule façon d'avoir un éclairage pour décharger l'avion. Dans l'énorme pile de sacs, chacun dut trouver les siens, or nous avions tous les mêmes. Ce fut laborieux. La voix gutturale nous criait de nous dépêcher. C'était un légionnaire d'origine allemande qui donnait des ordres avec un mégaphone alimenté par la batterie de sa jeep : « Les passagers pour Bouar à droite, ceux pour Bangui restent à gauche. » Je suivis le troupeau pour Bouar. On nous désigna notre avion de transport. C'était un Transall. Nous montâmes à bord. L'installation sur des banquettes de toile, où nous étions coincés avec nos sacs entre nos jambes, dans l'obscurité de la soute de l'avion, rendit la dernière partie du voyage inconfortable. Nous atterrîmes sur une piste de terre qui nous secoua les uns contre les autres. Nous étions arrivés à destination. Il était près de minuit. Je me trouvais à nouveau au milieu de nulle part. Sortant de l'obscurité, un médecin vint à moi. Je le reconnus aux parements rouges de son galon. C'était le médecin adjoint de l'infirmerie du camp de Bouar, plus âgé que moi, celui que je venais remplacer. Comme le veut la tradition des troupes de marine, il me tutoya. Il m'accueillit mollement. Je lui trouvai un visage fatigué. Il m'indiqua que le médecin commandant s'était déplacé à Bangui pour y porter des prélèvements sanguins. Il prit un de mes sacs, m'amena jusqu'à sa jeep et nous partîmes tous les deux pour arriver au camp, à dix kilomètres de là. Nous traversâmes quelques hameaux. Il était silencieux. Dans la lumière des phares, je devinais les toits des cases. « Tu es en Afrique », me dis-je pour me convaincre, tellement cela me paraissait incroyable de me trouver là. Le collègue offrit de me restaurer à l'infirmerie d'un peu de pain et d'une boîte de pâté. Puis il m'accompagna vers la chambre de passage que je devais occuper pendant quelques jours, le temps qu'il libère son logement. Il me conduisit dans une bâtisse coloniale aux larges ouvertures. J'avais un grand lit. La moustiquaire faisait un baldaquin. Une ampoule nue éclairait la pièce d'une faible lumière jaune. Les grillons emplissaient l'air de leurs stridulations. Régulièrement un oiseau nocturne poussait un cri. Les tarentes couraient sur le plafond. L'air sentait bon le feu de bois. Je m'endormis vite.

    Les militaires avaient appelé la popote du régiment « La Lobaye », du nom du fleuve qui traversait la ville de Bouar. Cette préfecture avait la dimension d'un bourg moyen. Elle se situait au centre d'un vaste plateau granitique. L'altitude de mille mètres rendait supportable la chaleur tropicale. Le sol de latérite, rouge-brun, était riche. La savane était faite d'arbres nains et d'herbes hautes. Des îlots de cultures maraîchères se développaient un peu partout. Au petit déjeuner, on m'annonça que l'infirmier de la compagnie d'éclairage et d'appui avait eu un accident. La jeep qu'il conduisait avait versé dans un fossé et percuté une buse d'égout. Le pare-brise avait volé en éclats et le radiateur était endommagé. Le conducteur avait des plaies au visage qu'on me demanda d'examiner. Le médecin que je devais remplacer préférant paresser dans sa chambre, il avait indiqué aux infirmiers que je devais m'en occuper. Mon séjour commença par de la petite chirurgie. Je la fis avec soin, profitant de l'occasion pour montrer à l'équipe ma façon de travailler. Le blessé avait plusieurs coupures près de l'œil et sur la joue. Il paraissait bouder plus que d'avoir mal. Il était inquiet de la punition qu'il allait recevoir. Je nettoyai son visage du sang qui avait coagulé, ôtai les bouts de verre incrustés, vérifiai l'intégrité du globe oculaire et des voies lacrymales. Je fermai ses plaies avec des points de suture et le rassurai sur son état de santé. Il repartit à pied, toujours en boudant, vers sa compagnie.

Passée l'urgence, je devais procéder aux démarches protocolaires et administratives d'arrivée au camp. L'essentiel des troupes était constitué des forces d'un régiment d'infanterie de marine qui était en fin de séjour. Son chef de corps, un colonel, assurait le commandement militaire du site. L'ensemble s'étendait sur plusieurs hectares. Chaque compagnie disposait de sa propre concession enclose d'une haie de canisses. Le groupement était renforcé d'une batterie d'artillerie et d'un peloton d'automitrailleuses légères. À l'écart, il y avait la compagnie des essences et ses cuves de carburant, les soutes à munitions, une section du génie qui s'occupait des groupes électrogènes du camp et un détachement d'hélicoptères.

Je devais me présenter au chef de corps. On m'indiqua les bâtiments du poste de commandement qui étaient à côté de l'infirmerie. En passant à son secrétariat, je fus informé qu'il n'avait pas désiré ma venue. Il l'avait contestée à la direction centrale du service de santé au prétexte que j'étais sans expérience pour être projeté dans son unité. La direction avait répondu en lui envoyant mes notes de sortie d'école d'application. J'eus le sentiment inconfortable d'être l'objet d'une querelle qui ne me concernait pas. Conduit dans le bureau du colonel, je me mis au garde-à-vous, le saluai et me présentai. Il me reçut sans chaleur. Il demanda des nouvelles du blessé. Je lui donnai les précisions dont il avait besoin, à savoir que l'infirmier avait déjà rejoint sa compagnie. Il ne fit pas de commentaires. Puis il me présenta une feuille qu'il m'invita à lire et à signer. Je lus le titre : demande de punition. Je manifestai mon incompréhension. Il m'expliqua que le conducteur du véhicule accidenté relevait de l'infirmerie et que, au temps de l'accident, je me trouvais par intérim être responsable de l'infirmerie... Il y avait, me semblait-il, d'autres responsables à désigner avant moi. Il aurait pu se retourner contre le commandant de la compagnie d'éclairage et d'appui, ou l'adjoint du médecin-chef qui paressait dans sa chambre, mais le colonel préférait éviter de sanctionner ses personnels au détriment d'un militaire étranger à son unité. Je lui indiquai que je ne me considérais pas responsable d'un événement survenu avant ma prise de fonction. Il resta silencieux puis me congédia. Je ne l'entendis plus parler de cette punition. Mais l'avertissement était clair. Il y avait sur ce site deux catégories de médecins : ceux qui appartenaient organiquement au régiment, qui avaient droit à toutes les indulgences du chef de corps, et ceux de la base arrière considérés comme des commis. J'étais le commis de l'infirmerie. Pour cette raison, je devais redoubler de prudence. Cela renforça ce que l'expérience de trois années de collège militaire et de sept années à l'École du service de santé des armées m'avait appris : ne pas me soumettre sans discernement à une autorité.

De retour à l'infirmerie, on m'indiqua que le médecin adjoint était à la popote. Il ne m'attendait pas. Il était au bar devant une bière et fumait une cigarette. Il était silencieux et paraissait triste. Il devait partir le lendemain. Sur un tabouret à côté de lui, une femme africaine fumait elle aussi. Elle était habillée de vêtements colorés et moulants. Cela me parut irrégulier qu'il y eut, à cette heure et à cet endroit, une femme qui ne soit pas militaire. L'infirmier me confia :

« Il est avec sa *wâlï*. » Dans la langue locale, ce mot désignait la femme. C'est un mot que j'avais déjà entendu. En métropole, des anciens qui avaient occupé ce poste avant moi ainsi que des sous-officiers qui avaient fait des séjours à Bouar faisaient allusion aux *wâlï*, gloussant de plaisir, les yeux allumés par l'excitation. Je devinais qu'il s'agissait d'allusions sexuelles.

Le médecin adjoint ne manifestant pas d'intérêt à ma présence, ce fut par l'infirmier-major que je reçus les consignes de mon poste. Le travail à infirmerie était réglé du lundi au samedi. Le dimanche était un jour de repos. À 7 heures avait lieu la visite des malades hospitalisés. L'infirmerie disposait d'une chambrée de six lits. Il n'y avait jamais plus de deux ou trois militaires hospitalisés. Ils préféraient, s'ils devaient le faire, rester au lit dans la concession de leur compagnie. De 8 heures à 9 heures, je devais recevoir les personnels de service centrafricains. Depuis la nuit des temps, les deux fléaux d'une armée en campagne sont les épidémies et les intoxications alimentaires collectives. Je devais être attentif à l'hygiène des cuisiniers. De 9 heures à 10 heures, je devais assurer le suivi médical des « hôtesses ». De 10 heures à midi, la consultation était réservée aux militaires du camp. Le travail de l'après-midi reprenait à 15 heures, et jusqu'à 17 heures nous ouvrions ce créneau à la population de Bouar. C'étaient des enfants amenés par leur mère pour des pathologies infectieuses, neuf fois sur dix une fièvre paludique qui se compliquait d'une surinfection pulmonaire. Deux appelés du contingent, un médecin et un dentiste participaient aux activités de l'infirmerie. Ils faisaient eux aussi partie de la base arrière. Nous prîmes l'habitude de travailler ensemble.

En fin de journée, le médecin aspirant me proposa de faire avec lui une course à pied. Il me fit découvrir les extérieurs du camp. Nous croisâmes en trottant de nombreux militaires qui tournaient ainsi. Dans l'armée, le sport est une institution. Cette mise en jambes porte le nom de « décrassage ». Matinal ou vespéral, c'est un moment agréable. Bon pour le corps et pour l'esprit, il produit un relâchement. Courir permet de se déconcentrer. Passé les premières minutes, on ne pense plus à son corps. On « déroule ». On se détend. L'esprit est libéré. Le paysage défile. Les pensées sont occupées par une rêverie tranquille. Les yeux se promènent. On surveille ses pas. On observe l'horizon. On fixe sans attention un détail du bord du chemin. On voit aussi les autres courir. Pour moi ce temps était riche d'observations utiles. À la manière dont un homme effectuait sa course, je voyais s'il était en forme ou fatigué. En suivant les mouvements de son corps je devinais un pied douloureux ou la raideur d'une ancienne blessure. Le sport est aussi un temps d'observation psychologique. Il y avait ceux qui étaient gais. Ceux-là jouaient à se bousculer et riaient. Il y avait ceux qui couraient tête baissée. Concentrés sur l'effort physique, stoïques, ils combattaient la mélancolie. À la façon dont chacun était disposé au sein de son groupe, je repérais les meneurs qui affichaient leur puissance au milieu de ceux qui préféraient se fondre dans la masse anonyme de la troupe. Nous fîmes ainsi le tour du camp qui avait été plusieurs fois remanié depuis la Seconde Guerre mondiale. Le médecin aspirant me montra des sites abandonnés comme le centre équestre dont la vaste esplanade était envahie d'herbes folles. Je ne m'y hasardais pas. Le médecin aspirant me signala la présence de serpents. Je devais envisager cet aspect de la vie tropicale. Nous étions sous la menace permanente de piqûres, de morsures et de divers parasites... La rage était endémique. À deux reprises nous dûmes pratiquer une séroprophylaxie pour des militaires imprudents qui s'étaient laissés lécher par des chiens errants ou qui avaient été mordus par des écureuils qu'ils avaient capturés. Nous suivions des protocoles définis par l'Institut Pasteur. Les sérums antirabiques et antivenimeux étaient précieusement conservés dans des réfrigérateurs. Il n'y avait pas de vétérinaires sur le camp et nous eûmes à soigner nos chiens pour des conjonctivites aiguës consécutives aux projections de venin envoyés dans leurs yeux par des cobras cracheurs. Nous conservions dans des bocaux les serpents que les militaires nous amenaient pour identification.

Le plus impressionnant des serpents était le *Bitis gabonica,* la vipère du Gabon. Un jour, un chauffeur me signala un serpent près duquel j'étais passé en descendant de l'ambulance. Il était lové sur lui-même, ses écailles imitaient le dessin d'un tas de feuilles mortes. Les militaires l'immobilisèrent avec un bâton fourchu. Gros comme un bras, le serpent secoua son corps dans tous les sens. Il fallut plusieurs coups de machette pour le décapiter. J'autopsiai le reptile et trouvai dans son estomac un rat intact qui faisait la moitié de sa longueur. Le reptile était occupé à digérer son volumineux repas. C'est pour cela qu'il ne s'était pas enfui lorsque l'ambulance avait stationné à proximité. J'examinai la tête et dépliai les crochets venimeux qui avaient une longueur de plusieurs centimètres. Les rencontres avec les serpents étaient rares. Ces animaux fuient habituellement les hommes. Mais ils apprécient l'humidité. Un soir, j'en trouvai un dans le bac de douche. Dans la faible lumière de la salle de bains, il m'avait d'abord semblé être un lacet de chaussure. J'eus la précaution de l'immobiliser du bout d'un balai. Bien m'en prit, car il se dressa pour m'attaquer. Je demandai le lendemain à un personnel centrafricain si ce serpent était dangereux. Il comprit que j'avais eu peur. D'un éclat de rire il m'indiqua que celui-là était inoffensif.

Sur les questions de prévention sanitaire et des soins, les personnels comme le chef de corps du régiment stationné à Bouar avaient comme interlocuteur leur propre médecin, le médecin-chef, sous l'autorité duquel j'étais placé. Il avait le grade de commandant, un « quatre-galons » dans le jargon militaire. Nous nous rencontrâmes quelques jours seulement après mon arrivée, lorsqu'il revint de Bangui. Comme je lui rapportais l'intention du chef de corps de me punir pour l'accident de la jeep, il me raconta qu'il avait dit au chef de corps : « Soit vous me punissez, soit ce ne sera personne de mon équipe. » « Je l'ai engueulé », ajouta-t-il pour clore le sujet. Il sembla satisfait de ma présence. Je devinais que le médecin adjoint précédent l'avait peu aidé. Il me confirma l'attribution de la prise en charge des personnels centrafricains du camp et des hôtesses. Aujourd'hui, je soupçonne la raison pour laquelle il ne voulait pas être mêlé à ce dispositif. Quelques années auparavant, un médecin de la Légion étrangère qui assurait à Calvi une même surveillance avait été inculpé de proxénétisme avant d'être relaxé. Je prenais conscience que cette activité me plaçait à la marge de la légalité et que je serais seul pour l'assumer.

Toine et les wâlï

La première sortie fut pour accompagner un auxiliaire sanitaire qui portait des prélèvements au laboratoire de l'hôpital de Bouar. C'était un jeune caporal qui respirait la joie de vivre. Il prit le volant de la jeep et nous franchîmes le portail du camp. Le paysage n'avait rien de spectaculaire. La piste en latérite sinuait jusqu'à l'entrée du bourg. J'avais le sentiment que l'aventure commençait. Il fallait rouler doucement pour éviter les ornières. Nous entrâmes dans la ville. Le chauffeur se repérait sans difficulté. Je me laissais griser par la sensation d'inconnu. Les ruelles se succédaient. Nous progressions entre des maisons aux façades monotones. Je faisais un effort pour identifier ce que j'observais. Tout pouvait être semblable à la métropole : des voitures passaient, des camionnettes cabossées klaxonnaient pour circuler, les devantures des magasins présentaient des marchandises variées. Çà et là des enfants jouaient. Des gens allaient et venaient dans les rues. On devinait leur rang social aux vêtements : des hardes pour les plus modestes, des costumes ou des robes bariolées pour les plus aisés. C'est un réflexe : aussitôt qu'on se trouve en terre étrangère, on compare ce que l'on voit à ce que l'on connaît déjà. On classe les objets du monde nouveau sur les critères de celui que l'on a quitté. C'est probablement une erreur. Quand on s'immerge dans un univers exotique, il faut changer son regard. J'aurais voulu, pour connaître la Centrafrique, la découvrir avec les yeux d'un Centrafricain. Je voulais les écouter, les entendre raconter leurs vies.

À l'hôpital de Bouar, le laborantin me reçut dans son bureau. Nous nous saluâmes. Il exprima son plaisir à recevoir la visite d'un médecin européen. Il tint à me présenter ses travaux. Pour cela, il me montra des flacons contenant divers prélèvements biologiques. J'eus l'impression de passer un examen de parasitologie. « Et ça, vous savez ce que c'est, docteur ? » J'identifiai des ascaris. « Et ça, vous savez ce que c'est, docteur ? » Je reconnus un tænia. Il exhiba alors un petit flacon contenant un liquide opalescent dans lequel flottaient des particules blanches. « Et ça, vous savez ce que c'est, docteur ? » Je restais sans réponse. Il sourit et déclara : « C'est le ver de la carie dentaire ! » Je dis que je ne connaissais pas l'existence de ce parasite. Il parut satisfait de m'avoir appris quelque chose.

L'auxiliaire sanitaire m'entraîna au bloc opératoire. Il voulut que je fasse la connaissance de « Toine ». Il en parlait comme d'une célébrité. Je rencontrai cet homme sur lequel reposait toute l'activité du bloc chirurgical de l'hôpital de Bouar. Lorsque nous vînmes à lui, il étendait des gants qu'il avait lavés. C'étaient des gants à usage unique. En France nous jetions ces gants après usage. Les Africains réutilisaient ces gants selon le principe simple que ce qui peut servir plusieurs fois sert plusieurs fois. J'étais au pays du recyclage. Rien ne distinguait Toine d'un autre personnel centrafricain. Il était de petite taille, vêtu d'une tenue de bloc élimée. Il pouvait avoir une cinquantaine d'années. Il avait des gestes simples. Sa parole était rare. Les présentations furent sobres. Nous nous séparâmes sans rien échanger de plus.

Nous revînmes à la jeep. Un homme stationnait à côté. C'était un vieillard au regard blanc. L'onchocercose, une maladie parasitaire, l'avait rendu aveugle. Lorsqu'il nous entendit monter dans la jeep, il s'adressa à nous. Était-ce une demande ? Il n'y avait pas d'intonation particulière. Il n'y avait personne pour traduire. Ce n'était pas l'aumône. Il voulait nous dire quelque chose que je ne pouvais pas comprendre. Je m'adressai à lui en français. Il continua à parler sans prêter attention à mes efforts. J'avais l'impression d'un dialogue de sourds. Nous démarrâmes tandis qu'il resta sans bouger dans l'attente d'une réponse que nous ne lui avions pas donnée. Ce fut une rencontre ratée.

Sur la route du retour, l'auxiliaire sanitaire me raconta l'histoire de Toine. Trente ans plus tôt, l'hôpital de Bouar était géré par des médecins militaires français. Des chirurgiens avaient repéré ce gamin plus futé que les autres. Ils l'avaient formé à la fonction d'instrumentiste de bloc opératoire. Il avait continué à assurer cette fonction au départ des Français. Il y a trois ans, le chirurgien de l'hôpital, un Centrafricain formé en URSS, fut atteint d'une grave tuberculose. Il était absent depuis et Toine assurait seul les interventions courantes, c'est-à-dire les césariennes et les réductions de hernies ombilicales. Il avait retenu la règle intangible de ces interventions abdominales : le respect du péritoine. Lorsqu'il opérait, pour marquer qu'il respectait cette barrière chirurgicale, il disait à haute voix : « Toine ! Toine ! » Leçon africaine : un homme avec peu de moyens, l'expérience suffisante et la conscience de ses limites pouvait réaliser ce qu'aurait fait un chirurgien généraliste en Europe.

Les effectifs du camp de Bouar oscillaient aux alentours de mille hommes. Pour ces mille hommes, cent femmes étaient installées à proximité. Il y avait dans ce camp des femmes à soldat. Personne ne prononçait le mot « prostituées ». On pouvait s'étonner tant le milieu militaire était imprégné de relents misogynes. L'argot militaire ne manque pas de termes péjoratifs pour désigner les femmes. Le mot en usage sur place était « les hôtesses ». Cela laissait deviner une gêne lorsque le sujet du sexe était évoqué. C'était organisé avec méthode. Chaque compagnie avait des locaux dans lesquels le soir, de 19 heures à 22 heures, ces dames étaient invitées à travailler. Je pris connaissance de leurs dossiers médicaux. Les visites mensuelles et les traitements prescrits étaient rédigés sur des fiches cartonnées encadrées de lignes bleu-blanc-rouge. Un prédécesseur facétieux avait choisi, comme support des dossiers médicaux pour les hôtesses, des feuilles cartonnées préimprimées aux couleurs de la République française, feuilles normalement destinées à la rédaction des lettres de félicitation pour des soldats méritants...

La Légion étrangère avait été la première unité à réinvestir le site. Dans la Légion, il n'y a qu'une règle, la discipline, et qu'un principe, l'efficacité. Dans le camp étaient enfermés six mois durant des soldats vigoureux qui avaient des besoins sexuels. À proximité, il y avait des femmes prêtes à monnayer leurs charmes. Les médecins mirent en place un contrôle sanitaire. Une note de service définissait le cadre officiel de cette surveillance médicale. Tous les matins, il y avait un créneau horaire dédié. Les hôtesses s'installaient sur le banc qui faisait office de salle d'attente, à l'ombre d'un frangipanier, devant l'infirmerie. Chacune avait sa personnalité. Elles n'étaient ni particulièrement belles ni jeunes. Quelques-unes se moquaient du personnel médical, suggérant, comme nous n'étions pas clients de leurs charmes, que nous avions une virilité défaillante. Nous procédions à un entretien médical suivi d'un examen gynécologique. La consultation se terminait par la prescription de pénicilline à titre prophylactique vis-à-vis de la syphilis qui était endémique. Le tout était consigné dans un classeur où ces fiches étaient rangées, étrangement numérotées de 300 à 399.

Quand une hôtesse entrait à l'infirmerie, les salutations étaient faites : « *Bala o ? – Bala mingui* » (« Comment allez-vous ? – Je vais bien »). Après qu'elle eut indiqué son nom et son numéro de dossier, la question était : « Est-ce que tu as été malade ? » Au fil du temps, une connivence médicale s'établit entre les hôtesses et nous. Elles plaisantaient. D'autres étaient inquiètes car leur aptitude à gagner leur vie était en jeu si nous dépistions une infection. Elles n'étaient plus autorisées à entrer dans les concessions. Les maladies vénériennes étaient fréquentes : surtout la gonococcie, la syphilis, les condylomes acuminés et le chancre mou. Quelques années plus tôt, sur la côte Est des États-Unis, les premiers cas d'une maladie vénérienne redoutable avaient été décrits. Nous fîmes les recherches concernant le syndrome d'immunodéficience acquise.

Je ne m'attendais pas à exercer cette activité médicale qui relevait d'une époque révolue. Accueillir les prostituées dans le camp et réglementer leur activité était un choix du commandement. Cela paraissait normal. Cette pratique relevait à la fois du bon sens militaire et médical. Le chef de corps définissait notre mission : préserver le potentiel opérationnel des troupes. Nous devions limiter l'incidence des maladies à transmission sexuelle. Le chef de corps était aussi responsable de la sécurité de ses hommes. Le risque était de voir des soldats français s'aventurer hors du camp en quête de rencontres dans les bars locaux. Ils pouvaient s'alcooliser, être pris dans des bagarres, des accidents ou se faire agresser. Effectivement, les événements de cet ordre furent marginaux. Le seul militaire qui affichait une franche réprobation était l'aumônier. À l'office du dimanche, lors de son homélie à laquelle assistaient peu de militaires, après avoir valorisé l'engagement moral de nos soldats et la grandeur de leur mission, il prêchait contre la luxure institutionnalisée. Ses bonnes paroles n'empêchaient pas ce commerce de prospérer.

Je découvrais les comportements sexuels des hommes à la guerre. Ils étaient en manque d'amour. Pour une majorité d'entre eux, la relation se limitait à des consommations au bar avec les hôtesses. Elles riaient et se collaient à eux. Ils se laissaient séduire et caresser. Sous l'effet de l'alcool, ces femmes lascives les attiraient. Lorsque les militaires s'exprimaient sur cet aspect de leur vie, je distinguais deux comportements. En groupe, ils étaient désinhibés. Ils gueulaient des grossièretés et interpellaient ces femmes avec vulgarité. Mais dans la relation intime, au-delà d'une éventuelle satisfaction sexuelle, ils cherchaient de l'affection. Ils étaient pudiques sur cette sensibilité. Ils n'en parlaient que dans l'espace confidentiel de la relation médicale, comme si c'était exposer une fragilité honteuse. Ils confiaient qu'ils voulaient prendre une femme dans leurs bras. Cela les apaisait d'entendre des compliments et de rire avec elles.

Je pus établir un profil sociologique de ces hôtesses. Elles avaient noué leur lien avec l'armée française à N'Djamena. Elles avaient suivi les militaires lorsque ces forces s'étaient déplacées sur Bouar. Elles avaient fait le voyage en Transall. J'étais surpris qu'il ait pu être établi des bordereaux de vol militaire pour des passagères civiles qui n'avaient probablement pas de papiers d'identité à jour... C'était le paradoxe de cette situation : ces femmes n'avaient pas d'existence officielle mais elles tenaient une place importante dans la vie du camp. Elles étaient d'origine tchadienne, centrafricaine ou zaïroise. Ce qu'elles déclaraient n'était pas vérifiable. Les papiers qui établissaient leur identité, lorsqu'elles en avaient, pouvaient être des documents de complaisance établis par une administration corrompue. Au camp, elles étaient un prénom, parfois un surnom. Elles étaient marginales, n'avaient pas de vie sociale hors de leur activité du soir. Dans la journée, elles vivaient regroupées dans un quartier périphérique de Bouar. Nous savions qu'au moment où elles quittaient le camp, elles faisaient l'objet d'un rançonnage par les militaires centrafricains, lorsqu'elles n'étaient pas aussi, gratuitement, leurs objets sexuels. Elles n'avaient pas de vie de famille. Après les rançons et le racket administratif que nous devinions, ce qui restait de leur argent était dépensé en menus gadgets, en vêtements et en alcool. Localement, elles se comportaient comme des bourgeoises. Elles avaient la capacité d'employer du personnel domestique, ce qui leur permettait une vie oisive dans la journée. L'une d'entre elles s'était déclarée « présidente des *wâlï* ». Elle était l'interlocutrice de sa catégorie lorsqu'il fallait régler des problèmes administratifs. Cette fonction lui donnait une autorité. Elle portait avec dignité son titre de « présidente ». Cela lui offrait une place officielle lors des cérémonies militaires. Je la craignais car elle pouvait contester nos décisions. Lors d'une réception officielle, elle fut invitée par le chef de corps. Il voulut que je sois, avec son adjoint et le chef des prévôts, à la même table qu'elle. Je voyais une femme désinhibée. En gesticulant, elle donna un coup de pied dans un carton qui était sous la table. Sans vergogne, elle ouvrit le colis et découvrit la réserve de whisky du colonel. Elle poussa un cri de joie. Elle sortit une bouteille et remplaça l'eau de son verre par une même quantité d'alcool qu'elle but d'un trait. Beaucoup d'entre elles étaient alcooliques. Lorsqu'elles étaient saoules, elles se battaient et s'arrachaient les tresses. Elles faisaient pitié. Personne n'affichait de compassion à leur égard. « C'est comme ça, me disait-on, c'est l'Afrique, docteur ! »

Notre relation avec le laboratoire de biologie était cruciale. Tous les mois, nous devions surveiller les résultats sanguins relatifs à la surveillance des maladies sexuellement transmissible chez les hôtesses. La syphilis et le sida étaient, dans cette partie de l'Afrique, des maladies endémiques. Nous fîmes venir de Bangui le directeur de l'Institut Pasteur. J'allai l'accueillir à sa descente d'hélicoptère. C'était un médecin militaire, professeur de biologie. Il incarnait la grande tradition scientifique de notre institution. Nous voulions son expertise sur la façon dont nous assurions la prophylaxie des maladies vénériennes. Il prit connaissance de la situation. Il examina les procédures. Il demanda à être amené en ville, à Bouar, pour rencontrer le biologiste qui réalisait chaque mois les examens sanguins des hôtesses, lesquelles ne pouvaient exercer leur activité qu'à la condition d'avoir un certificat de sa part indiquant une sérologie du sida négative. L'expert émit un doute sur la validité de ces certificats et nous choisîmes de faire réaliser ces examens par l'Institut Pasteur. Les résultats nous alarmèrent. Sur les cent prélèvements, plusieurs revinrent positifs. La biologie fut contrôlée une deuxième fois, confirmant les premiers résultats. Une enquête fut conduite pour comprendre pourquoi des examens étaient négatifs lorsqu'ils étaient réalisés à Bouar et revenaient positifs lorsqu'ils étaient réalisés à Bangui. L'explication était simple : le biologiste de Bouar délivrait un certificat sans procéder à l'analyse biologique correspondante. Il s'avérait que depuis plusieurs mois il n'avait plus les réactifs nécessaires à leur réalisation. Leçon africaine : nous nous étions laissé leurrer. Le directeur de l'Institut Pasteur avait procédé à une vérification que nous aurions dû faire. Cette faille sanitaire entraîna la fermeture du dernier bordel militaire de campagne. Il fallut cette intervention extérieure pour réagir face à cette anomalie historique, éthique et sanitaire.

Au pays des Pygmées

Le médecin des armées connaît un privilège que lui envient ses camarades en opération. Les personnels sont captifs du camp. Les cuisiniers assurent l'ordinaire trois fois par jour, sept jours sur sept. Les armuriers sont enfermés dans leurs forteresses sécurisées. Les sapeurs doivent inspecter régulièrement les citernes d'eau et surveiller les groupes électrogènes. Les soutiers ne peuvent pas s'éloigner des réserves de carburant. Les fantassins, les cavaliers, les parachutistes et les artilleurs ne sortent que pour les exercices. Le médecin a le privilège de pouvoir aller partout aussitôt qu'une occasion se présente. Je guettais ces occasions. Chaque mission à l'extérieur du camp, dès qu'elle mobilisait plus d'une trentaine d'hommes, et dès lors qu'elle se déroulait sur plusieurs jours, justifiait une assistance du service de santé. Il y avait le risque de blessure par accident, celui des envenimations, celui d'un coup de chaleur, celui d'une fièvre brutale. Dans cette région de l'Afrique, le paludisme était endémique, les amibiases aussi. J'ai observé à Bouar le seul cas de typhoïde que j'ai rencontré dans ma carrière. C'était un jeune lieutenant. La fièvre était si forte qu'il délirait. Il bougeait ses mains et cherchait à attraper devant ses yeux des objets flottants qui n'existaient pas. C'était impressionnant. Sans notre assistance médicale, il aurait été condamné. Ces dangers justifiaient qu'un médecin accompagnât les unités combattantes dans leurs déplacements extérieurs, quelles que fussent leurs nécessités.

Je dus par exemple assurer le soutien sanitaire du relais pédestre Bouar-Bangui. Je crois que je n'ai jamais été aussi ridicule que cette nuit-là. L'état-major des forces françaises en Centrafrique, installé à Bangui, était placé sous l'autorité d'un général connu pour être un homme sec et austère. Ce général était un fantassin issu de l'infanterie de marine. Le colonel, chef de corps du régiment installé à Bouar, était un parachutiste. Il avait un tempérament de bouledogue et un comportement de mâle dominant. Pour impressionner le général et démontrer la supériorité physique de ses hommes, il mit en place une épreuve sportive géante. Il prit l'initiative de faire apporter au général par relais pédestre, au matin du 1er janvier, les vœux de son unité. Quatre cent cinquante kilomètres de mauvaise route, à parcourir à pied, en plein soleil le jour et dans une obscurité totale la nuit. Le médecin-chef fit observer que ce projet était dangereux et déconseilla cette aventure. Le colonel insista. Pour donner satisfaction à son médecin-chef, il mit comme limite que chaque coureur n'effectuerait pas plus de quatre kilomètres de jour et pas plus de huit kilomètres la nuit. Pour engager le service médical, il exigea qu'il y eût une surveillance sanitaire des coureurs à la fin de chaque relais. Le bureau des opérations planifia trois jours et deux nuits de course. Le colonel trouva sans difficulté quatre-vingts parachutistes volontaires prêts à se relayer. Les bernés, dans l'affaire, étaient les membres du service médical qui se coltinaient une tâche fastidieuse. Nous nous partageâmes en deux équipes. Le médecin aspirant et un infirmier partirent avec l'ambulance pour assurer les trente-six premières heures de course. Je devais les remplacer à mi-parcours. C'est ainsi que le matin de la Saint-Sylvestre, je montai dans le véhicule de liaison de l'infirmerie et quittai Bouar pour assurer la suite de l'exercice avec un autre infirmier. Après quatre heures de route tranquille, nous arrivâmes au lieu de jonction prévu. Nous repérâmes l'ambulance. Devant elle était stationné le camion qui transportait les relayeurs suivants. Le médecin aspirant me parut fatigué. Il me passa les consignes puis repartit avec mon véhicule. Nous attendîmes. Au bout de quelques minutes, je vis arriver un coureur suivi du véhicule qui assurait à la fois la direction de la course, la liaison radio, l'assistance sportive et la sécurité. Du camion descendit un relayeur tout frais qui se mit à courir. Je réceptionnais celui qui avait fini son effort. Récupération physique : pouls, tension artérielle, température corporelle... Les paramètres physiologiques étaient satisfaisants. Le coureur était en sueur. Il savait qu'il recevrait une lettre de félicitations pour avoir participé à cet effort exceptionnel. Il souriait, heureux de s'être évadé du camp pour gambader dans la savane. Sur le moment, je trouvai cette mission agréable.

Nous répétâmes ces opérations toutes les demi-heures. Nous roulions tranquillement entre chaque halte pour bien profiter du paysage. Les étapes passèrent. Puis ce fut la fin de journée. Le soleil se coucha. Il y eut moins de plaisir avec la nuit. Nous roulions dans un noir complet. Les phares de l'ambulance donnaient une couleur jaune aux herbes qui bordaient la route. Il fallut rouler doucement. Après chaque étape, nous dépassions le coureur qui trottait dans la lumière des phares du véhicule de sécurité. Nous suivions son allure le temps qu'il fasse le signe que tout allait bien, puis nous allions nous poster huit kilomètres plus loin au relais suivant. Nous commençâmes à fatiguer. Au milieu de la nuit, à la fin d'un relais, tout le monde était déjà parti, au moment pour nous de redémarrer, le moteur de l'ambulance hoqueta et s'arrêta. C'était un gros camion tout-terrain, presque neuf et d'une fiabilité absolue. C'était incompréhensible. Le réservoir de gazole était à moitié plein. J'allai chercher sous le capot un indice mécanique de la panne et ne vis rien d'anormal. Les compétences de l'infirmier et les miennes étaient dépassées. Nous tentâmes de faire redémarrer l'ambulance. En vain. Je demandai alors à l'infirmier d'avertir par radio la direction de course pour qu'elle fasse venir la dépanneuse du convoi. « Quels sont nos indicatifs radio et quelle est la fréquence ? » me demanda-t-il. C'était une bonne question. Je n'avais pas la réponse. Ces informations ne nous avaient pas été transmises au départ de Bouar. Nous n'avions pas pensé à les demander. Sans radio, nous étions piégés. Personne ne pouvait être averti de notre infortune. Nous étions lamentablement échoués au milieu de nulle part sur le bord d'une route. Nous ne pouvions pas savoir si les secours allaient intervenir dans une heure, dans un jour ou dans une semaine. Nous nous préparâmes à passer la nuit dans la savane. L'obscurité amplifiait l'incertitude qui nous étreignait.

Les heures qui suivirent, notre tension augmenta. Nous entendîmes des bruits autour de nous. Nous distinguâmes, sous la faible clarté lunaire, des silhouettes armées de lances circuler dans les hautes herbes. En panne, nous étions une proie suffisante pour transformer des chasseurs en bandits. Je crus prudent de demander à l'infirmier de charger son arme et d'être prêt à riposter si nous étions attaqués. Il choisit de s'installer en position de combat sous le véhicule. Pour dissuader les maraudeurs, je donnais les ordres à voix haute de façon à faire croire que nous étions plusieurs hommes armés. Je m'assurai d'un bâton avec lequel je frappais le sol. Les silhouettes disparurent. Nous vîmes passer minuit. De sous le camion l'infirmier me cria : « Bonne année mon capitaine ! » On essaya de rire. Je lui fis la réflexion que c'était le premier de l'an le plus piteux qui soit.

Vers 2 heures du matin, nous vîmes des phares dans le lointain. La dépanneuse arrivait. La direction de course ne s'était pas inquiétée de notre absence au relais suivant et avait poursuivi. Au deuxième et sans nouvelles de nous, ils firent partir la dépanneuse qui était en amont et qui mit une grosse heure pour nous rejoindre. Le mécanicien ouvrit le capot et trouva la panne en une minute : le collier desserré d'une durite et une entrée d'air dans le circuit du carburant. Un tour de vis et une purge, le véhicule démarra docilement. Nous fonçâmes pour rejoindre la course. Nous reprîmes le rythme des relais. La fin de nuit s'approchait. Nous étions assommés de fatigue. Il n'était pas prudent de reprendre la conduite. Lors d'une halte, pour nous offrir un repos de trente minutes, je proposai à l'infirmier de s'allonger sur la banquette et je partis dans la cabine de l'ambulance m'allonger sur la civière... Je me réveillai en sursaut. Nous avions dormi deux heures. L'aube commençait à éclairer le ciel. Cette fois-ci, le convoi était passé sans nous déranger. Nous étions à nouveau à la traîne. Nous reprîmes la route. Nous arrivâmes à Bangui avec le jour. Nous rejoignîmes la course au moment où le dernier coureur finissait le dernier relais. Je ne sais pas si le colonel fut informé de nos mésaventures. Il ne nous en dit pas un mot à notre retour. L'équipe du soutien santé ne fut pas mentionnée dans la lettre de félicitations qu'il rédigea.

J'eus l'occasion de faire une longue mission héliportée. Trois mois avant ma mission en Centrafrique, un aventurier français avait disparu avec ses équipiers alors qu'il tentait une descente du fleuve Zaïre en bateau gonflable. Pendant plusieurs semaines, je fus en alerte pour participer à une extension des recherches, lesquelles finalement ne se firent pas. Je fus alors désigné pour une mission au nord du pays. Il s'agissait d'évaluer les pistes susceptibles de devenir des terrains d'aviation en cas d'intervention à la frontière avec le Tchad. La patrouille était constituée de deux hélicoptères de transport. La soute de l'appareil était à moitié occupée par les réserves de carburant nécessaires pour ces déplacements éloignés de nos bases. L'altitude de vol était basse. La chaleur permettait de garder les portes ouvertes. Bien sanglé, je pouvais me pencher et m'enivrer des images de la savane qui défilaient sous le tourbillon de nos pales. Cela fait partie de mes plus beaux souvenirs. Je regardais cette terre avec l'idée que je contemplais le berceau de l'humanité. De minces lignes sinuaient d'arbres en arbres. C'étaient des sentiers dessinés par les animaux et les hommes qui parcouraient ces itinéraires. Vus du ciel, ces sillons se croisaient et faisaient un réseau. Fidèles à ces tracés qui avaient à peine évolué depuis la nuit des temps, les générations successives avaient parcouru ces chemins. Mes yeux suivaient les sillons. Ces rêveries me grisaient et occupaient mon esprit durant les longues heures de transit. Je distinguais de loin en loin des villages. Des cases rondes étaient dispersées autour d'un grand arbre ou le long d'une route. Tout paraissait paisible. Mon regard sautait d'un détail à l'autre. Il me semblait que le temps pouvait passer, rien ne changerait de ce panorama. « C'est l'Afrique », me disais-je, et je laissais ces paysages me fasciner.

Nous survolâmes la réserve du Koukourou-Bamingui. Nous nous posâmes près d'une piste d'aviation abandonnée. Les herbes folles avaient poussé autour de hangars dont il ne restait que l'infrastructure. L'équipage partit à pied évaluer l'ancienne piste. Cette fois-ci, je ne partis pas marcher avec eux. Je restai près des appareils à discuter avec les pilotes. Ils effectuaient la maintenance de leurs machines. Je vis des enfants s'approcher pour nous regarder. Ils portaient des vêtements de récupération à demi déchirés. Ils avaient des bidons dans les mains. Ils espéraient glaner un peu d'huile de vidange. Nous leur faisions des signes auxquels ils répondaient par des sourires. Il me reste le souvenir de ces enfants agglutinés, aux yeux gentils et aux larges sourires.

Lors d'une escale un peu plus longue que les autres, le soleil tapait fort, je choisis de me mettre à l'ombre d'un mur. Je vis deux enfants qui venaient vers moi en jouant. Ils s'arrêtèrent pour scruter mes mouvements. Je mis en place un jeu improvisé. J'allai ramasser une conserve abandonnée dans un coin et je disposai la boîte sur une zone dégagée. Puis j'allai à quelques mètres m'asseoir à l'ombre après avoir ramassé une poignée de cailloux. Je m'assis et je pris un caillou que je lançai vers la boîte. Le caillou fit sonner le métal. Je renouvelai le geste pour attirer leur attention. Curieux, les deux enfants s'approchèrent. Il n'y eut pas de dialogue. Je fis un signe pour les inviter à participer au jeu. Ils ramassèrent à leur tour des cailloux et essayèrent de faire tinter la conserve. Pendant quelques minutes, nous jouâmes ainsi, sans nous connaître et sans parler. Pourquoi ce moment sans histoire m'est-il apparu si important ? Il me mettait en présence d'une culture et d'une société radicalement différentes. Nous étions l'un aux autres étrangers. Nous n'avions rien à échanger. De façon spontanée nous avons partagé un instant de vie. Il n'y avait, pour moi comme pour eux, rien à attendre. L'autre est toujours une énigme. Par la médiation d'un jeu futile, l'altérité prit la forme d'une situation qui nous unissait malgré nos différences. Ce jeu nous montrait tant de choses quant à la capacité à partager un moment malgré la barrière du langage. La légèreté de nos présences au même endroit donnait une illusion de paix.

J'eus l'occasion d'effectuer trois missions de reconnaissance d'itinéraires en direction du sud sur l'axe Carnot-Berbérati-Nola. La première, j'accompagnais un escadron de blindés légers du régiment d'infanterie-chars de marine. Je fis la deuxième mission avec un escadron du régiment de hussards parachutistes, puis une troisième avec une batterie du régiment d'artillerie parachutiste. À Berbérati, je m'arrêtai dans un dispensaire tenu par une religieuse. Une femme épatante. Elle s'occupait d'une léproserie. Elle faisait les diagnostics qu'elle confirmait par un examen biologique au microscope. Lors des consultations, elle examinait les plaies et distribuait le traitement pour un mois. Lorsque les patients avaient besoin de soins prolongés, comme ceux pour la cicatrisation d'un moignon après une amputation spontanée, elle pouvait les héberger le temps nécessaire. Dans un petit atelier qui jouxtait l'infirmerie, les patients fabriquaient eux-mêmes les prothèses en bois et les béquilles dont ils avaient besoin. L'un d'entre eux me montra ses mains dont il avait perdu les doigts. Il ne lui restait sur chacune que la première phalange du pouce. Il exhiba avec fierté la guitare qu'il essayait de fabriquer depuis plusieurs années. La religieuse raconta que lorsqu'il avait commencé ce projet, il avait tous ses doigts. Hilare, le patient expliqua, montrant ses mains mutilées, qu'il n'était plus obligé de terminer ce travail. Il conservait la guitare parce qu'elle témoignait de ses capacités d'artisan. L'infirmière me montra sa pharmacie. Son dévouement et son travail avaient été récompensés par l'Ordre de Malte qui finançait l'approvisionnement en médicaments. Elle recevait directement des usines allemandes des lots d'antibiotiques. Les comprimés étaient livrés en vrac dans des petits seaux étanches en plastique. Elle conditionnait les médicaments dans des pochettes de papier qu'elle confectionnait avec les pages de vieux journaux. Le traitement d'une lèpre peut se prolonger sur plusieurs mois. C'était un petit trésor qu'elle distribuait chaque mois à ses malades. Elle m'expliqua que les lépreux étaient rejetés par leurs familles. Certains se faisaient voler leurs comprimés. Je les assimilai aux clochards de nos grandes villes. Préalablement à mes visites, je récupérais auprès de nos soldats les reliquats de leurs boîtes de ration journalière. Il y avait encore dans chaque boîte un paquet cigarettes de tabac gris et une pâte de fruit qu'ils ne consommaient pas. Nous étions en janvier. La journée mondiale de la lèpre approchait. La religieuse fut ravie d'ajouter à chaque lot de médicaments un paquet de cigarettes et une confiserie.

Plus au sud, je m'arrêtai à Bélemboké visiter le père Joseph. Lui aussi était une personnalité. Son visage sévère laissait deviner une peine. Il avait créé son dispensaire une dizaine d'années plus tôt pour se consacrer à la population qui lui paraissait la plus malheureuse. Il nous présenta les Pygmées. Il signala que ces hommes n'étaient pas identifiés comme citoyens par le Code civil centrafricain. Lorsqu'il découvrit leur dénuement et les maltraitances dont ils étaient victimes, ce missionnaire repartit en France pour une formation d'infirmier. Le diplôme en poche, il revint dans son dispensaire pour offrir aux Pygmées les soins médicaux qu'ils ne recevaient pas ailleurs. Il m'invita à l'accompagner dans sa consultation. Les patients défilèrent devant lui. Je me sentis inadapté, en décalage entre l'opulente médecine occidentale que je maîtrisais et les pratiques rustiques adaptées à la médecine de brousse. Le père Joseph eut la délicatesse de ne pas me laisser dans l'embarras. Il me montra sa méthode. Il avait un sens clinique affûté. Il examinait l'œil d'un enfant. « Tu vois ces conjonctives ? » Il reniflait sa bouche. « Tu sens cette haleine ? » Son diagnostic était immédiat : « Il a des parasites digestifs ! » Et il distribuait un traitement antiparasitaire qu'il prescrivait *Lango ota*, « pour trois jours ».

Je partageai avec le père Joseph une expérience qui nous bouleversa. En milieu de journée, un homme se présenta avec sa fille. Il n'était pas pygmée. Cet homme était un mineur M'Baya. Les mines de diamant sont, avec l'or, les deux grandes richesses du sous-sol centrafricain. Il avait dû marcher longtemps pour gagner le dispensaire, peut-être toute la matinée. Il tenait dans ses bras sa fillette inerte qui haletait faiblement. Elle devait avoir 3 ou 4 ans. Elle présentait cet état paradoxal de l'enfant dénutri, des membres squelettiques et un ventre gonflé comme un ballon. Le père Joseph comprit tout de suite la gravité de cet état. Il me sembla qu'il engueulait le mineur qui répondait : « *Gui gozo! Gui gozo!* » Je me fis traduire. Le père Joseph demandait quelle était l'alimentation de l'enfant et le père répétait : « Que du manioc. » Ce régime exclusif était responsable de carences nutritives qui entraînaient une défaillance du muscle cardiaque. Ni lui ni moi n'avions le matériel adéquat de réanimation pédiatrique. Je suivis le père Joseph dans sa pharmacie. Il blâmait à haute voix les mineurs qui négligeaient leurs familles. Il parcourut les rayons de médicaments en quête d'une idée pour sauver la petite agonisante. Il n'avait rien. Pour ne pas rester sans réaction, il saisit un flacon de complément alimentaire. Il installa le père près de l'infirmerie et lui demanda de faire boire l'enfant qui n'avait plus de force. Nous reprîmes la consultation. Deux heures passèrent. Le père revint vers nous. La petite suffoquait. Des bulles de baves s'évacuaient de sa bouche. Ses yeux étaient révulsés. Elle eut un spasme. Le cœur s'arrêta. Le père Joseph reprit sa diatribe contre les mineurs et tenta une réanimation. Il posa une perfusion. Il effectua un massage cardiaque. Dans ses mains, l'enfant sembla une poupée qu'on secouait. « C'est foutu! C'est foutu! » cria-t-il au père en lui rendant l'enfant. Le père s'effaça, tenant l'enfant morte comme il l'avait portée vivante. Ce jour-là, le père Joseph m'offrit de partager son déjeuner. Il était sombre et ce repas fut sans joie. Il me fit visiter les bâtiments autour du dispensaire. Il venait de faire construire une chapelle sommaire. Il célébrait la messe tous les matins. Les Pygmées qui souhaitaient y assister étaient les bienvenus. Ce n'était pas une obligation. Le père Joseph souhaitait les convertir par l'exemple. Ce qui le préoccupait était leur sédentarisation. Les Pygmées sont un peuple nomade, chasseurs-cueilleurs vivant à la lisière de la forêt.

Il était inquiet de les voir abandonner leur itinérance. Sédentaires, installés en marge des villages, ils devenaient des Centrafricains de deuxième catégorie. Indirectement, à cause de son dispensaire, les Pygmées perdaient leur autonomie. Il en éprouvait un malaise.

Plus au sud encore, nous entrions dans la forêt équatoriale. Le paysage changeait. Par endroits, les routes étaient bordées d'énormes billes de bois abandonnées par les forestiers. Certains troncs avaient le cœur noir. Des tonnes d'ébène étaient étalées. Nous longions la Sangha, un large fleuve calme à l'eau marron. Nous trouvions un hébergement dans les hangars d'une scierie yougoslave désaffectée. Voir dans la brume du petit matin des pirogues passer sur le fleuve était un enchantement. À cet endroit, les matins étaient les mêmes depuis des centaines d'années. J'eus le privilège de participer à une chasse en forêt avec une tribu de Pygmées. Je me crus plongé dans la préhistoire. Je vis ces hommes quasi nus, armés d'arc et de lances, poussant des cris pour rabattre le gibier dans des filets. Au cœur de la forêt, les Pygmées étaient chez eux, parfaitement adaptés. Je compris ce que perdaient les ouailles du père Joseph. Il leur offrait des soins, en option il les évangélisait, pour finalement les voir perdre leur adaptabilité à la forêt.

Vie de camp

Je partais pour découvrir l'Afrique. En fait, j'ai surtout observé les hommes. Au milieu des soldats, partageant leur quotidien, j'ai appris à les connaître. Enfermés dans leurs concessions, coupés de leurs attaches familiales et de leurs habitudes sociales, soumis à des entraînements sévères, occasionnellement exposés aux épreuves des combats, les hommes changent. Ils montrent un visage plus sauvage et plus fraternel aussi. Les missions durcissent les caractères. Elles laissent des traces. Elles amplifient les bons comme les mauvais aspects des personnalités. Pris dans ces contraintes, les soldats s'adaptent. Les relations humaines prennent la forme d'une camaraderie puissante et exclusive. Une cohésion virile s'installe. Les soldats établissent entre eux un pacte de complicité fait pour durer. Cette camaraderie compense les misères morales et les frustrations affectives. Les missions passent, les liens restent. Cela explique les amitiés indéfectibles qui se maintiennent au-delà de la carrière militaire.

J'arrivai à Bouar en avance de phase sur la relève. Le régiment des troupes de marine qui m'avait tièdement accueilli arrivait à la fin de son séjour. Il fut remplacé par un régiment de la division parachutiste. Les nouveaux étaient identifiables à leurs bérets rouges. Ils débordaient d'énergie. Je pris conscience que ceux qui partaient étaient épuisés.

Les parachutistes nous racontèrent leur mission précédente au Liban. Deux années auparavant, ils patrouillaient dans Beyrouth. C'était une mission sous le mandat des Nations unies. Il s'agissait de pacifier une zone urbaine pour sécuriser ses habitants. Ravagée par une guerre civile, la ville s'était transformée en un piège gigantesque. Les parachutistes que j'écoutais étaient intervenus sur un site où avait été anéantie la compagnie d'un régiment frère. Cette compagnie s'était installée dans un immeuble vacant. Ils avaient donné à leur poste le nom de « Drakkar ». Au petit matin, une explosion avait soufflé l'immeuble et provoqué son effondrement. Les parachutistes furent écrasés sous un sarcophage de béton. Les nouveaux arrivants disaient : « J'étais à Drakkar », pour nous faire entendre qu'ils avaient vu l'horreur. Ils parlaient des morts qu'ils avaient extraits des décombres. Leurs récits se faisaient sans vanité. Je compris qu'ils racontaient plusieurs fois leur histoire pour se rassurer. Ils étaient hantés par une question qu'ils ne posaient pas : si la mort avait frappé les uns, pourquoi avait-elle épargné les autres ? Leurs récits me renvoyèrent à une expérience personnelle survenue lors de ma dernière année d'étude, soit quelques mois après l'attentat de Drakkar. Ce jour-là j'étais de garde à l'hôpital militaire de Bordeaux.

Je fus appelé pour une « présentation de corps ». Aucun enseignement ne m'y avait préparé. C'était la première fois que je pénétrais dans une morgue. C'était la première fois aussi que je devais assurer la présentation d'un corps. Il y a une première fois à tout. Les autorités militaires qui m'avaient sollicité voulaient qu'un médecin fût présent lorsque serait présenté à sa famille le corps d'un soldat mort dans un accident de voiture. J'appris que ce jeune soldat était, sur l'intervalle d'un mois, le deuxième survivant de l'attentat de Beyrouth à mourir accidentellement. Il avait fait partie des quatre personnes considérées comme miraculées parce qu'elles étaient sorties acheter des croissants lorsque l'immeuble avait explosé. Ce miraculé venait de se tuer en voiture. Son cadavre était devant mes yeux. Selon ses parents, il avait changé depuis qu'il était revenu du Liban. Il multipliait les sorties nocturnes, les abus d'alcool. Il roulait trop vite. Étrange destin. Comme s'il avait provoqué la mort jusqu'à la trouver. J'improvisai les soins mortuaires. Je pris plusieurs minutes pour rendre le corps présentable. Les parents purent regarder une dernière fois le visage de leur fils. Ainsi, j'avais été confronté à l'événement « Drakkar », mais pas du même côté que les parachutistes. Il y avait entre eux et moi l'énigme de ce mort.

Les nouveaux arrivants effacèrent les marques de leurs prédécesseurs. Ils peignirent leurs insignes un peu partout sur les murs puis s'installèrent dans la routine. Rompant avec les usages de son prédécesseur qui laissait le repas de midi se dérouler sur le mode d'une cantine, le nouveau colonel commanda au menuisier une table aux dimensions suffisantes pour accueillir une vingtaine de personnes. Le déjeuner prit la forme d'un repas solennel réunissant les officiers de l'état-major et des services. Le chef de corps trônait. Il écrasait l'assemblée de son autorité. Il arrivait à midi et demi. On ne s'asseyait pas avant que lui-même ne soit installé. Parfois lui venait la volonté de me placer à sa droite. Ce n'était pas une marque de faveur. Son plaisir était de taquiner le jeune médecin que j'étais. « Toubib, m'interpellait-il, lors de l'installation d'un bivouac, où devez-vous creuser les feuillées ? » Dans le vieux langage militaire, les feuillées sont la tranchée destinée à servir de latrines. Heureusement je connaissais ce terme. Je donnais une réponse classique : en fonction de la pente, en fonction des cours d'eau voisins, en fonction de l'accessibilité... Il m'interrompait : « Vous avez tout faux ! Vous devez observer où va pisser le premier, le vieil adjudant-chef prostatique. C'est là que tout le monde ira pisser. » La tablée riait. Je devais comprendre deux choses. En matière d'autorité médicale, le chef de corps démontrait qu'il restait le maître. J'étais aussi prévenu qu'un vieux sous-officier de son régiment pouvait dicter sa loi au jeune médecin du camp. Mon régime ne s'était pas amélioré avec la relève. Il y avait au moins un avantage dans ces changements : les cuisiniers faisaient des prodiges pour nous régaler.

Vers le deuxième mois de mon séjour, l'atmosphère du camp changea. Ce jour-là, nous étions réunis pour déjeuner à la popote. Le colonel avait l'esprit occupé. Nous sûmes pourquoi à la fin du repas. Un sergent des transmissions arriva, se mit au garde-à-vous et lui remit un pli. Les regards se tournèrent vers le chef de corps et la table devint silencieuse. Il décacheta l'enveloppe et sortit une feuille de papier pelure, presque transparente. C'était un message. On vit qu'il en lisait chaque mot. Du coin de l'œil, j'essayai d'en saisir le contenu. Je lus « immédiat », « source protégée » et « mouvements ». Je compris que les informations contenues dans ce message avaient un caractère exceptionnel. Le colonel parut à la fois soulagé et grave. « On se prépare », déclara-t-il en se levant. Ceux qui avaient des tâches urgentes quittèrent la table. Nous comprîmes que les opérations étaient engagées. Au Tchad, les troupes rebelles soutenues par la Libye descendaient vers N'Djamena. Les forces françaises devaient stopper cette progression. L'opération Épervier[1] venait de commencer. Nous fûmes gagnés par l'excitation. Je restai un moment

---

1. Opération déclenchée par la France au mois de février 1986.

avec quelques officiers. Les discussions allèrent bon train. Chacun apportait son commentaire sur la suite à attendre de ces événements. L'un d'eux fit une remarque : « J'espère bien que cette fois-ci je l'aurai ! » Il raconta son histoire. Quatre années auparavant, il était lieutenant, spécialiste de défense antiaérienne. Au commencement de l'opération Barracuda, il avait été projeté sur l'aéroport de Bangui avec la mission de sécuriser l'aéroport. Tous les vols furent annulés ou déroutés. La situation était calme lorsque, refusant d'être dérouté, un avion de transport en provenance d'un pays de l'Est annonça sa descente pour atterrir. Le lieutenant nous raconta qu'il prit sa jeep pour bloquer l'avion en bout de piste. Il fit venir une échelle et se présenta au niveau de la porte de l'appareil pour empêcher l'équipage de quitter le bord. Un temps passa. Il entendit lever les verrous de la porte. Elle s'ouvrit. Ce qu'il vit en premier fut une main armée d'un pistolet pointé vers lui. L'officier nous confia que la pensée qui accompagna cette image fut : « Je l'ai ! » Je l'interrogeai. Il faisait allusion à « la Rouge », c'est-à-dire la médaille de la Légion d'honneur. Personne ne parut étonné. Je découvrais à quel point les militaires chérissent les décorations. Je compris que cet homme avait pris des risques pour obtenir une médaille. J'avais déjà entendu et lu des récits de guerre mentionnant des actes imprudents, pouvant être qualifiés d'héroïques, motivés par la perspective d'une récompense. C'est un sujet sur lequel les militaires sont ambivalents, entre une avidité parfois sans mesure pour les récompenses et une réserve quant à ces vanités. La fierté d'une distinction ne justifie pas de prendre tous les risques ni d'exposer ses camarades pour l'obtenir. À plusieurs reprises, ma carrière m'a amené à assister à la levée de corps d'un militaire mort en opération. Celui qui voit un cercueil à côté duquel, sur un coussin, a été déposée cette décoration se demande ce que vaut une médaille pour un soldat si elle a été obtenue au prix de sa vie.

L'état d'alerte se maintint plusieurs jours. La vie du camp se figea. Les accès furent fermés et les activités sportives suspendues.

Jour après jour, nous attendions la décision de l'état-major d'engager au Tchad les forces stationnées à Bouar. L'attente se prolongeait. Les soldats s'agacèrent. Les incertitudes et la contrainte à l'inactivité engendrèrent des tensions. Je pus en observer les effets sur la vie collective.

Il y avait les prises de risque et des paris stupides. Un pilote d'hélicoptère fit le pari d'un passage à basse altitude. Il vola si bas que le souffle de son appareil fit s'envoler une case qui se dispersa dans un tourbillon de poussière. La même semaine, au cours d'un repas, un soldat échauffé par l'alcool fit le pari de mettre le feu à la paillote qui les abritait des ardeurs du soleil. Ses camarades hilares crièrent : « Pas chiche ! » Mis au défi, il prit son briquet. La paille s'enflamma. Les soldats poussèrent des hourras. Il fallut vider deux extincteurs. Au fil des jours, nous vîmes les alcoolisations et les bagarres nocturnes se multiplier. Le chef de corps eut conscience de cette situation. Il prit des initiatives. La première fut un challenge sportif. Ce colonel était ravi lorsqu'il mettait en compétition les groupes qu'il avait sous ses ordres. Il suivait en cela l'inclinaison de ses hommes qui aimaient les défis. C'était dans leur mentalité. Déjà au moment de Noël, quelques semaines plus tôt, il avait organisé un concours de crèche. La plus belle fut sans conteste celle de la Légion étrangère qui avait surclassé ses adversaires avec la réalisation d'une crèche vivante. Deux buffles avaient été requis. L'infirmier de la compagnie n'avait pas lésiné sur les doses de tranquillisant. Les deux bêtes restèrent agenouillées tout l'après-midi. Vêtu d'une couverture et d'un drap, un légionnaire barbu faisait Joseph. À côté, tenant un poupon de paille enserré dans une serviette, le jeune légionnaire qui figurait Marie essayait de ne pas rire. Malgré leur crèche spectaculaire, ils ne gagnèrent pas la bourriche. Le colonel réserva le trophée pour une de ses compagnies. Cette fois-ci, pour la course, il ne pouvait pas favoriser ses personnels. Il y eut des tricheries. Cela faisait partie du jeu. Avant le départ, je surpris un brancardier faire inhaler de l'oxygène aux membres de sa section.

Je le réprimandai, car le gaz précieux qu'il gaspillait était celui de mon ambulance. Le temps de mettre en place la sécurité le long du parcours, l'épreuve prit un retard de deux heures. Lorsque le départ fut donné, le soleil était haut dans le ciel. Ce n'était plus une heure pour produire un effort violent. Les participants avaient une bonne composition physique. Ils restèrent en groupe pour se modérer et se stimuler mutuellement, sauf les premiers qui avaient détalé comme des lapins pour arracher une place d'honneur. Avec mon ambulance, je remontai le peloton et préparai le dispositif médical à l'arrivée. L'attente ne fut pas longue. Les quatre premiers arrivèrent frais. Je vis alors s'approcher un favori de cette course, un jeune sous-officier. Quelques mètres avant la ligne, il tituba puis s'effondra. Ses collègues le relevèrent pour lui faire franchir la ligne avec son rang d'arrivée puis ils le conduisirent vers moi. Le jeune était confus. Il grognait. Comme je l'abordai, il gesticula pour m'éloigner. Je le connaissais. Je l'avais déjà soigné pour une tendinite. C'était habituellement un homme respectueux. Son agressivité n'était pas normale. Son cerveau était en souffrance. Je pensai immédiatement à un coup de chaleur. Nous prîmes sa température qui dépassait trente-neuf degrés et demi. Sans les soins, il pouvait mourir. Il fallait d'urgence refroidir son organisme qui n'évacuait plus la chaleur produite par son effort physique. On ne connaissait pas bien, à l'époque, les mécanismes de ce phénomène. Un de nos professeurs au Val-de-Grâce, pionnier sur ce sujet, nous en avait parlé. Nous improvisâmes deux procédés physiques : un refroidissement par l'extérieur avec un ventilateur dirigé sur le corps du patient recouvert d'un drap régulièrement mouillé et un refroidissement du sang par des perfusions de sérum physiologique réfrigéré. Avec ce dispositif associé à des médicaments antipyrétiques, nous pûmes faire baisser la température d'un demi-degré par heure. Le sol de l'infirmerie fut inondé. Nous pataugeâmes tout l'après-midi et il fut sauvé.

Dans ce camp refermé sur lui-même, des comportements des soldats vis-à-vis des animaux suscitèrent ma curiosité. L'ennui et l'imagination des militaires donnaient aux relations entre les hommes et les animaux des formes singulières. À l'époque le chef d'état-major de l'armée de terre était le général Imbot. Dans les mois précédant mon séjour, il avait fait la « tournée des popotes ». Il avait visité les sites où stationnaient en Afrique des forces françaises. En marge des temps d'inspection, le chef d'état-major peut passer des moments informels avec la troupe, pour le plaisir de retrouver l'ambiance chaleureuse d'une armée en campagne. Le général Imbot avait commencé sa carrière dans la Légion étrangère. Lors de sa visite à Bouar, il partagea un moment festif avec les légionnaires du camp. Pour célébrer la visite de leur général, ces légionnaires jamais en manque d'une idée originale lui offrirent un bouc. Un vrai bouc, sur ses pattes, avec des cornes qu'ils avaient peintes aux couleurs de la Légion, l'une en rouge et l'autre en vert. Le général partit le lendemain et le bouc resta dans le camp. Il fut adopté par les transmetteurs. Il servait de broyeuse. Les militaires finirent par lui choisir un nom. Mélange d'hommage et d'ironie, ils donnèrent au ruminant le nom de son propriétaire. On appela « Imbot » l'animal chargé de manger les messages confidentiels que les transmetteurs avaient l'obligation de détruire après exploitation. La vie du camp était ainsi riche de détails à la fois inventifs et drôles. Le dentiste s'agaçait des mouches qui tournaient dans son cabinet. Elles bourdonnaient autour de la bouche des patients et s'agglutinaient sur le crachoir. Il avait essayé de se barricader en fermant les fenêtres. Mais privé de courant d'air, le cabinet dentaire devenait une étuve dans laquelle il s'asphyxiait. Il eut l'idée de demander à un Centrafricain de lui procurer un caméléon. Un après-midi nous vîmes venir un enfant tenant à la main une branche bien droite. Il la déposa devant l'infirmerie. Il fallut une inspection attentive des feuilles pour distinguer l'animal qui s'y confondait. Les Centrafricains répugnent à toucher un caméléon assimilé à des forces mauvaises. C'est pour cela que l'enfant ne le portait pas dans ses mains. Nous offrîmes à l'animal une sauterelle qui faisait presque sa taille. Il la dévora avec appétit.

Nous fûmes satisfaits. Le dentiste tendit un fil à linge au-dessus de son fauteuil afin que le caméléon puisse y circuler. Le nombre de mouches diminua. Mais il dut renoncer à garder cet animal, car les Centrafricains rechignaient à se faire soigner avec près de leur tête ce monstre miniature qui les observait de ses yeux asymétriques.

Il y avait aussi les animaux destinés à l'alimentation. Les infirmiers achetèrent des poules pour avoir des œufs frais. L'œuf au plat s'invita dans le casse-croûte de 10 heures. D'autres achetèrent des cochons et des chèvres. Il y eut un regain d'activité du côté des cuisines. L'armée française est riche en personnels issus des différentes régions du monde. Les Polynésiens cuisirent des porcelets dans des fours creusés à même le sol, les Pondichériens préparèrent des samoussas, les Réunionnais cuisinèrent du rougail-saucisse. De ce point de vue, la fonction de médecin était un privilège. L'état-major tolérait ces cuisines improvisées. Il mesurait l'importance de ces repas communautaires pour favoriser la cohésion. Cette tolérance était soumise à une condition : la surveillance sanitaire. Cette charge habituellement ingrate devint une source de plaisir et de camaraderie. Durant notre formation au Val-de-Grâce, nous avions passé une journée aux halles de Rungis où un vétérinaire nous avait appris à inspecter un animal vivant et à examiner les viscères pour dépister d'éventuelles pathologies parasitaires ou infectieuses. Cette formation me fut très utile. Les personnels venaient me voir en fin de journée pour me présenter l'animal puis dans un deuxième temps les quartiers de viande qu'ils allaient cuire. J'allais dans les popotes surveiller l'hygiène des cuisines. Ils m'invitaient ensuite à partager leur repas. Sur le plan culinaire, cette deuxième partie de mon séjour fut un festival de cuisines du monde.

Au fil des jours, les parachutistes comprirent que l'intervention au Tchad se ferait sans eux. Seul un détachement fut requis pour assurer la sécurité d'un radar au nord de N'Djamena, une tâche en deçà de la gloire à laquelle ils aspiraient. L'ambiance du camp se dégrada. Il s'ensuivit une cascade d'événements disciplinaires.

Le colonel sanctionna des prévôts qui étaient sortis du quartier hors des temps réglementaires. Par vengeance ceux-ci dénoncèrent auprès du général de Bangui les irrégularités que le colonel couvrait dans son camp. Une enquête surprise fut diligentée. L'inspecteur des troupes de marine vint de Paris calmer le jeu. J'entendis à table le général quatre étoiles soutenir son colonel et expliquer au général deux étoiles que ce qui se passait dans le camp était normal. Il y eut une escalade dans les tensions entre le chef de corps et les personnels du camp qui n'étaient pas de son régiment. Il fit le ménage dans les irrégularités qu'il avait jusque-là couvertes. La sanction la plus forte fut pour le capitaine qui commandait le service du génie. Trente jours d'arrêt de rigueur assorti d'un rapatriement disciplinaire. Dans le jargon militaire, on appelle ça un « vol bleu ». Sa carrière fut brisée. J'assistai au naufrage psychologique de ce pauvre homme. À son arrivée, trois mois plus tôt, il avait bénéficié du privilège d'une petite maison en lisière du camp, près des groupes électrogènes. Peu après son installation, il s'était mis en ménage avec une hôtesse. Il vivait avec elle, sans bruit, formant un couple tranquille. Il avait une faible personnalité. Lorsqu'il fut frappé par la sanction, sa *wâlï* lui parla des forces du mal projetées sur lui par le colonel. Il la crut. Elle le convainquit de recourir à un sorcier qu'elle connaissait, seule personne à pouvoir lever l'envoûtement. Mais, placé aux arrêts dans sa maison, il ne pouvait pas sortir. Alors elle s'engagea à aller voir ce sorcier. Pour qu'il puisse opérer le désenvoûtement, il fallait lui apporter un objet précieux. Il se fit ainsi dépouiller de sa chevalière, puis de sa médaille de baptême ainsi que d'une forte somme d'argent. Sorcellerie africaine : pour certains militaires, plus fragiles que les autres, ce pays fonctionnait comme un piège qui les anéantissait.

J'ai raté l'avion

Au nord, la situation militaire s'était stabilisée. De jour en jour, la tension liée au déclenchement de l'opération Épervier retombait. Le camp glissa dans une ambiance morose. Les parachutistes continuèrent leur séjour dans le désœuvrement. Chacun cherchait une raison d'être. À l'infirmerie, les activités médicales au profit des Centrafricains devinrent l'activité principale. Les consultations s'enchaînaient. Je maîtrisais l'essentiel du vocabulaire médical de la langue centrafricaine, le sango. Je pouvais poser des questions sur la fièvre, la toux ou la diarrhée. Je connaissais les nombres et je savais prescrire tant de comprimés, matin, midi ou soir, pendant tant de jours. Un matin, une hôtesse nous amena une mère et sa fille de 5 ans. La petite présentait des brûlures au deuxième degré. En Afrique, les feux sont allumés à même le sol. L'enfant avait chuté dans une bassine d'eau que la mère avait mise à chauffer sur les braises. Le bas du ventre, les fesses et les cuisses étaient touchés. Les brûlures sévères dans cette zone mettaient sa vie en danger. La mère avait préféré conduire sa fille à notre infirmerie plutôt qu'à l'hôpital de Bouar. Notre dotation en matériel était riche, mais nous n'étions pas qualifiés en pédiatrie. J'examinai l'enfant en présence de sa mère. L'hôtesse servit d'interprète. Le jeune infirmier qui m'accompagnait s'appelait Bara. Je l'aimais bien. Comme moi, il sortait de ses études et effectuait sa première mission. Il avait été mon compagnon de la Saint-Sylvestre et notre mésaventure nocturne sur la piste de Bouar à Bangui nous avait liés. Son maillot de sport et la musique qu'il écoutait laissaient deviner un goût pour la culture marginale. Sa franchise pouvait être brutale. Je sentis naître en lui, dans les gestes délicats qu'il appliquait pour soigner l'enfant, un désir de donner son maximum pour la sauver. Nous n'avions pas les compétences, mais nous disposions de moyens et de temps. Nous relevâmes le défi. Après avoir désinfecté la plaie et couvert les chairs d'une crème réparatrice, nous demandâmes à la mère de nous ramener l'enfant tous les deux jours. Si le camp était fermé, nous allions avec l'ambulance récupérer la petite à l'entrée. Nous procédions à une courte anesthésie. Pendant que la petite dormait, Bara refaisait le pansement avec du tulle gras. Comme les soins duraient longtemps, il m'avait demandé la permission de mettre de la musique. Il écoutait des groupes anglais qui chantaient leur mal de vivre et leur révolte. Bara œuvrait avec un double bonheur. Dans une ambiance sonore qui correspondait à son tempérament, il sauvait la vie d'une petite fille. Sa musique provocatrice agaçait les parachutistes qui passaient. Quelques-uns venaient me voir pour m'expliquer que la musique était trop forte. Je les accompagnais devant la salle de soins et sur le seuil je leur montrais ce que faisait l'infirmier. Ils voyaient l'enfant endormie pendant que Bara avec des gestes délicats réparait le petit corps brûlé. J'assistai à un phénomène propre à la médecine militaire en opération. Dès qu'il y a un blessé grave, l'infirmerie devenait un sanctuaire. Le temps des soins chirurgicaux personne ne contestait notre ouvrage. Les personnels du régiment ne nous considéraient plus comme les laquais. Nous recevions enfin la reconnaissance correspondant à notre raison d'être dans leur univers.

Le printemps amena de fortes pluies. En milieu de journée, le ciel s'assombrissait. Les rafales d'un vent frais balayaient l'air lourd. L'orage éclatait avec une force qui nous soulageait. Les gouttes frappaient à grands bruits les tôles ondulées. L'eau tombait en cascade des toits. Les espaces du camp se vidaient d'un coup. Le sol se transformait en champ de boue. Les activités étaient suspendues. Personne ne pouvait travailler dans un tel bruit. Les nuages tourbillonnaient. Des éclairs zébraient le ciel. Nous restions à l'abri pour observer ce spectacle fantastique. Puis aussi vite que l'orage avait surgi il disparaissait. Le soleil séchait la terre. Les activités reprenaient dans un air allégé.

Durant les orages, nous étions en alerte. Comme les bruits de l'orage couvraient tous les autres, c'était le moment choisi par les maraudeurs pour chaparder tout ce qui venait à portée de leurs mains. Dans le langage centrafricain, ce sont les « godobés ». Dès mon arrivée j'avais été mis en garde contre les voleurs. Le moindre objet sans surveillance était susceptible d'être enlevé. Leur inventivité était étonnante. J'avais été impressionné par leur technique de vol de vêtements. Les militaires mettaient leur linge à sécher sur des fils en bordure du camp. Au-delà des grillages, on voyait sortir des hautes herbes des assemblages de branches, comme de longues cannes à pêches courbées, se dresser au-dessus de la clôture puis descendre vers les fils pour cueillir en tâtonnant des vestes, des shorts, des maillots qui étaient crochetés puis projetés en arrière dans les herbes où ils disparaissaient définitivement.

Tous les jours, un camion-benne collectait les ordures du camp. Les déchets alimentaires, les papiers, les cartons, les palettes que nous n'utilisions plus étaient apportés vers une décharge située à quelques kilomètres. Les autorités s'étonnèrent de voir les bas-côtés de la route se garnir de détritus qui venaient du camp. Une courte enquête fut menée. Le conducteur de la benne raconta que, dès la sortie du camp, les godobés, les enfants des rues, sautaient pour s'accrocher à la rambarde. Ils grimpaient dans la benne et commençaient à trier les objets qui les intéressaient. Cela ne posait pas un problème majeur. Le chauffeur fut plus angoissé lorsqu'il s'aperçut que d'autres godobés s'accrochaient au réservoir d'essence pour en siphonner le contenu tandis que le camion roulait. Il fallut adjoindre une patrouille armée pour sécuriser le convoyage des ordures.

Une constante de mon séjour fut de constater le décalage économique entre les Centrafricains et les militaires du camp. Cette différence, quoique banalisée, engendrait un malaise. Nos déchets étaient considérés comme des trésors. J'avais donné une pochette en plastique à l'employé du camp chargé du nettoyage de l'infirmerie. C'était une pochette banale portant le sigle d'une chaîne de distribution dans laquelle la caissière glisse les achats après le règlement. Un objet sans valeur à mes yeux. Je l'avais utilisée pour protéger les livres que j'avais apportés. J'observai que l'employé la manipulait avec soin lorsqu'il rangeait le bureau. Je lui avais proposé de la prendre s'il en avait l'usage. Ce qu'il fit. Je revis ce sac quelques jours plus tard, lors d'une sortie. Je voyais passer des écoliers. La pochette fut facilement reconnaissable. Les objets usuels que l'on peut voir dans les mains des Africains sont des objets simples, sans âge, polis par l'usage. La pochette de plastique était tenue par un gamin qui l'exhibait avec fierté comme un cartable neuf. Leçon africaine : nous ne savons pas considérer à leur juste valeur les objets à notre disposition.

J'effectuais régulièrement des missions hors du camp. Je traînais un regard médical sur les gens que nous croisions. La population était affectée par différentes maladies. Le goitre était endémique. Quelquefois les hommes, et plus souvent les femmes, avaient la base du cou enflée par d'énormes boules. Sur ces terres continentales, l'alimentation était carencée en iode. Les faibles moyens donnés à la politique de santé publique ne permettaient pas la prévention de ces carences. En France, depuis les années 1950, le sel de table est supplémenté en iode. Le goitre a disparu sur tout le territoire métropolitain tandis que, dans certaines zones de Centrafrique, il affectait une femme sur trois.

Un jour j'accompagnais une équipe des cuisines chargée des achats en vivres frais. Le marché était en pleine brousse. Les légumes magnifiques étaient étalés à même le sol. Une fois effectué l'examen des marchandises, je laissai les militaires négocier les salades et j'allai un peu plus loin admirer des orchidées sauvages. J'observai un jeune Centrafricain qui se tenait à l'écart, souriant. Il était de grande taille et s'appuyait sur un bâton. J'avais été attiré par un détail insolite. Le haut de son corps était celui d'un athlète. Il avait les épaules et les bras d'un boxeur poids lourd. Ses mains étaient puissantes. L'anomalie se situait dans le bas du corps. Ses jambes n'étaient pas symétriques. L'une était musclée, en proportion avec le haut du corps. L'autre était décharnée. Sans les séquelles de la poliomyélite, il eût été le plus bel homme de son village. La maladie avait fait de lui un estropié réduit à la mendicité. Je pris conscience du contraste entre nos sociétés et de la chance qui avait été la mienne de naître en Europe. Grâce à la vaccination obligatoire et gratuite j'appartiens à la première génération des enfants de France protégés contre cette maladie. Dans la région de Bouar, un homme sur dix présentait, à des degrés divers, un handicap moteur lié à la polio. En matière de santé publique, les inégalités entre la métropole et la Centrafrique étaient criantes. Je voyais des enfants avec une seule jambe valide jouer au ballon. Ils s'aidaient de leurs béquilles. Leur agilité était impressionnante. Il y avait parmi eux un adolescent paralysé des deux jambes qui déambulait sur ses mains, à la manière d'un cul-de-jatte. Il n'était pas moins rapide que ses camarades.

Dès que nous nous faisions une pause dans la brousse, des enfants venaient nous entourer. Ils avaient des sourires. Leur première motivation était la curiosité. Ils nous observaient. Ils cherchaient à comprendre le monde dont nous venions, si loin de leur univers. Des bribes du monde moderne arrivaient dans ces villages éloignés. Je ne voyais pas comment. Ils n'avaient pas d'électricité. Ils n'avaient pas de radio pas de télévision, Internet n'existait pas. Un jour que nous suivions une piste, passant à proximité d'un village éloigné des grandes routes, j'eus la surprise de lire, écrit au charbon sur les murs d'une case, les noms de Platini et de Cousteau. Je me demandais par quels mystères ils avaient reçu la connaissance de ces personnages célèbres, l'un dans le sport, l'autre dans l'exploration des océans, eux qui ne connaissaient même pas la mer.

Dès que les gamins avaient pris contact avec nous, que nous les avions remerciés de leur accueil par quelques friandises tirées de nos boîtes de ration, ces enfants s'enhardissaient à nous présenter leurs créations. J'admirai leur habileté manuelle. Dans ce coin de l'Afrique, les enfants fabriquaient leurs propres jouets. Ils reproduisaient en miniature des objets venus du monde moderne. J'avais déjà observé leur capacité à recycler les canettes de soda. Un jour j'avais vu un jeune récupérer un récipient vide puis s'accroupir sur une roche pour frotter à même la pierre le fond de la canette. Limé par le frottement le fond métallique se détachait. Le frotteur procédait de même pour la partie supérieure puis il découpait le cylindre. Il obtenait ainsi une feuille d'aluminium avec laquelle il créait les formes qu'il voulait. Il la transformait en hélicoptère miniature, en voiture dont les roues étaient dirigées par un volant, en camion dont la benne basculait. Leurs jeux étaient inspirés par les engins que nous avions apportés. Nos machines les faisaient rêver, mais nos univers ne pouvaient être partagés.

Tout ce que nous pouvions abandonner était une richesse matérielle dont nous ne soupçonnions pas l'importance. Un jour je fus désigné médecin de la zone de saut. Le colonel avait programmé un saut en parachute pour ses personnels. Il s'agissait de les remotiver après la longue attente d'une intervention au Tchad qui ne leur fut pas demandée. La zone de saut était un vaste espace de savane éloigné du camp. Attirés par les préparatifs, les gamins étaient sur place bien avant le premier passage de l'avion. Malgré les consignes, ils envahirent le terrain, guettant les élastiques qui tombaient du ciel. C'étaient de beaux élastiques épais et neufs qui entouraient les suspentes des parachutes pour réduire les chocs à l'ouverture. Il en pleuvait par dizaines. Les gamins couraient les ramasser. Malheureusement des godobés se mêlèrent à ces enfants. Armés de couteaux, ils cherchèrent à récupérer les cordes et la toile des parachutes qu'ils se mirent à lacérer. Le colonel ordonna de lâcher les chiens. Plusieurs enfants furent mordus que nous dûmes ensuite soigner à l'infirmerie du camp. Des parents vinrent se plaindre. Ils demandèrent de l'argent en compensation des blessures de leurs enfants, ce qui leur fut refusé.

Le séjour touchait à sa fin. Lorsque je réfléchissais à ma mission, j'avais des pensées contrastées. Le bilan était mitigé. J'avais participé à la préservation de la santé des militaires du camp. J'avais offert des soins à la population. Mais j'étais sans fierté des résultats. Sur un plan global, je n'avais rien amélioré. Je voulais retrouver ma famille et je savais que j'allais quitter définitivement des personnels avec lesquels je m'étais lié de jour en jour. J'avais hâte d'échapper à la tutelle du chef de corps, personnage brillant mais cynique. Je contemplais le panorama avec le regret de n'avoir pu connaître ce pays et ses habitants que superficiellement. J'étais gagné par une morosité. Un sentiment d'incomplétude. Comme un échec, sans distinguer dans cette déception la responsabilité qui était la mienne de celle des autres.

À quelques jours du départ, en fin de journée, je faisais du sport avec le médecin aspirant. Nous trottinions sur la piste qui faisait le tour du camp. Nous vîmes un rassemblement près de la clôture. Une trentaine de personnes étaient groupées. De loin, nous n'arrivions pas à deviner ce qui les réunissait. L'idée d'un accident s'imposa. Dix jours plus tôt, un avion de chasse français s'était écrasé sur une école à Bangui faisant des dizaines de jeunes victimes. Des émeutes avaient suivi. Des ressortissants français avaient été menacés. Nous restions sous tension. Peut-être était-il nécessaire d'assurer une intervention médicale d'urgence pour calmer un mouvement de foule. Nous nous approchâmes. Les hommes étaient sans mouvement, agglutinés près de la haie. Ils observaient un événement qui se produisait à l'intérieur du camp. Nous allâmes à leur contact. Ils regardaient en hauteur. Ils semblaient subjugués par le spectacle. De l'autre côté de la haie, sur une étagère élevée, un poste de télévision était raccordé à un magnétoscope qui diffusait un film pornographique. La scène était sans équivoque. Dans un décor de cabinet dentaire un homme et une femme s'accouplaient dans des positions invraisemblables en déclinant tous les plaisirs possibles. Les spectateurs centrafricains étaient effarés. J'entendais leurs commentaires. Ils jugeaient que les militaires français étaient, sur le plan du sexe, de grands malades.

Le jour du départ, un Transall devait venir me chercher à Bouar pour me déposer à Bangui d'où partait l'avion pour Paris. Ce transit était coordonné par l'armée de l'air. Le Transall arriva avec deux heures de retard. Lorsque je montai à bord, l'équipage m'assura que le départ de l'avion pour Paris serait retardé d'autant. J'arrivai à Bangui pour voir le DC-8 déjà haut dans le ciel. J'étais en rade avec mes deux gros sacs. Mon séjour se finissait sur la même récurrence : le sentiment d'être négligeable, de compter pour rien. Je fus programmé sur le vol suivant, c'est-à-dire une semaine plus tard. Je fis le choix de ne pas me plaindre. Cela n'aurait rien amené de mieux. Le médecin-chef de Bangui m'accueillit gentiment. Je pris mes quartiers à l'infirmerie du camp Béal. Je passai la semaine à assurer la consultation avec un infirmier légionnaire bâti comme une armoire à glace. Je laissai passer les jours. Je fis une visite à l'Institut Pasteur. J'y retrouvai le directeur. Il rentrait d'une mission dans le nord du pays. Il était enthousiaste. Il m'expliqua qu'il venait d'identifier une nouvelle souche de virus responsable de la fièvre hémorragique. Je fis aussi deux visites à des confrères, anciens élèves de l'école de Santé navale depuis longtemps installés en Centrafrique au titre de la coopération dans un poste, l'un, de chef du service de médecine interne à l'hôpital général de Bangui, et l'autre de chef de service de radiologie. Le premier était inquiet et me présenta la situation alarmante du développement du sida sur Bangui. Le second exprima son désenchantement. Je compris que l'Afrique ne les faisait plus rêver.

CHAPITRE 2

Aventures amazoniennes

L'école de la forêt

Deux ans plus tard, je reçus pendant mes congés d'été un appel du médecin-chef de la division d'infanterie de marine : « Est-ce que ça vous intéresse une mission en Guyane ? » On me proposait l'Amazonie. Des images défilèrent dans mon esprit. J'imaginais la jungle et des Amérindiens parés de plumes multicolores. Je me voyais parcourir les pistes et descendre les fleuves dont j'avais rêvé dans les lectures de mon enfance. Trois mois plus tard, avant l'aube je quittai le Finistère. Le même véhicule de liaison, le même chauffeur, les mêmes sacs et je prenais la direction du lieu-dit La Lande d'Ouée. Je rejoignais le 11ᵉ régiment d'artillerie de marine installé dans la banlieue de Rennes. Dans le jargon militaire, un artilleur de marine porte le nom de « bigor ». Je devais assurer le soutien sanitaire d'une batterie, soit quatre-vingts bigors commandés par le capitaine Denis. Un lien de complicité s'installa tout de suite avec ce groupe. Sans nous connaître, nous savions déjà que nous aurions besoin les uns des autres. Les préparatifs durèrent deux jours puis, les dernières vérifications faites, nous embarquâmes dans des bus en direction de la capitale. Denis m'offrit de faire le voyage à côté de lui. Nous fîmes connaissance pendant les heures de route qui défilèrent jusqu'à Paris. Le vol était prévu le lendemain. Pour la nuit nous fûmes installés dans les combles de la caserne de Reuilly. Les bâtiments étaient mal aérés et mal équipés. Je comptai deux cabinets de toilette pour deux cents lits. La première nuit fut encore au milieu de nulle part, dans un sac de couchage, sur un lit inconfortable au milieu de dizaines d'autres, à respirer la poussière d'un autre âge.

Le vol fut long. Dix heures assommantes contre un hublot à se laisser éblouir par le défilé des nuages. À mi-parcours, l'avion fit une escale technique sur l'île de Santa Maria aux Açores. L'air frais aux senteurs d'eucalyptus nous revigora. Le vol reprit. Je notai les regards curieux que les bigors portaient sur moi. J'observais l'effet singulier que produisait un médecin au milieu d'un groupe. Les pays tropicaux mettent la santé à l'épreuve. Tous ces jeunes étaient en bonne santé. Leurs livrets médicaux étaient à jour. Ils avaient reçu les vaccins obligatoires. Ils savaient que ces précautions étaient imparfaites et que des dangers les guetteraient aussitôt qu'ils débarqueraient. Une vague inquiétude emplissait ces regards. Je devinai le souhait ambivalent de ne pas avoir à faire appel à mes services tout en espérant que mes compétences fussent bonnes en cas de fièvre ou de blessure.

L'appareil commença son approche vers Cayenne-Rochambeau, un terrain que la base de l'armée de l'air partageait avec l'aéroport. L'avion effectua un virage. Les passagers dressèrent la tête pour voir par les hublots la terre qui allait nous accueillir. On voyait la forêt dense parcourue par des fleuves qui sinuaient. Leur eau couleur marron nous parut sale. L'atterrissage fut doux. L'avion s'immobilisa et la chaleur arriva d'un coup à l'ouverture des portes. La cabine fut envahie par un air humide difficile à respirer.

Je fus accueilli par le capitaine de la compagnie du 41e régiment d'infanterie que nous allions remplacer et le médecin dont j'allais prendre les fonctions. Je les pressai de questions auxquelles ils ne donnaient que des réponses évasives. Ils étaient fatigués. Leurs propos étaient teintés d'amertume. Ils critiquaient « des choses » sans préciser lesquelles. Ils faisaient toujours la même réponse : « Tu verras. » Puis ils répétaient : « C'est un super séjour. » On devinait qu'ils cherchaient à s'en convaincre. Ils évoquaient à demi-mot les épreuves qu'ils avaient traversées. Une série de malheurs avait frappé la compagnie que nous relevions. Le plus récent était la noyade d'un soldat lors d'un moment de détente aux îles du Salut. Son corps fut retrouvé par des pêcheurs. Plus tôt, il y avait eu un accident de voiture au cours duquel un jeune officier fut gravement blessé avec des séquelles importantes. À Cayenne, nous fûmes installés en périphérie de la ville, sur la base de transit Berthelin-Journet. Le casernement était moderne. Le lit disposait d'une moustiquaire. Ma première tâche fut d'en réparer les trous.

« Tu cours ? » Lorsque je me présentais, plusieurs personnes me demandaient avec une pointe d'ironie si je faisais de la course à pied. Je ne savais pas quoi répondre. Je leur demandais pourquoi ils me posaient cette question. On me faisait toujours la même agaçante réponse : « Tu verras. » L'explication vint plus tard. Le médecin que je remplaçais était marathonien. Une mésaventure lui était arrivée du fait de cette originalité. Il avait mis les forces françaises en alerte pendant toute une journée. Je compris que je devais répondre que je courais, mais que je n'étais pas marathonien. Il me fallut les confidences de mon prédécesseur pour obtenir les détails de cette histoire. Il avait l'habitude de commencer sa journée par du sport. Il séjournait alors sur le camp de l'Acarouany, l'un des camps de réfugiés dont nous avions la charge. En zone tropicale, le moment propice pour une activité physique est en début de journée, lorsque la température est encore clémente. Au fil des séances, mon prédécesseur avait repéré un caporal-chef qui avait un bon niveau en course à pied. Ils se lièrent et prirent l'habitude de s'entraîner ensemble. Ils arrivaient à la fin de leur séjour. Chacun cherchait à établir sa supériorité dans l'endurance. Ce jour-là, ils partirent aux premières lueurs du matin.

Leur parcours habituel faisait une dizaine de kilomètres. Ils commencèrent par la piste qui faisait le tour du camp, puis ils prirent le chemin qui la prolongeait. Ils se tirèrent la bourre dès le début. À la fin du chemin, ils continuèrent sur le sentier qui s'enfonçait dans la forêt. Au fil de la course, ils accéléraient le rythme pour s'éprouver mutuellement. L'œil fixé sur leur foulée, ils perdirent de vue le sentier qui s'était évanoui devant eux. Passées plusieurs minutes, ils réalisèrent qu'ils étaient perdus. C'était une bien mauvaise situation. La jungle est pleine de pièges. Ils n'avaient aucun matériel. Pas de carte, pas de boussole. Pas de coupe-coupe. Pas d'armes. Leur tenue de sport n'était pas adaptée à la survie. Le médecin me raconta qu'ils comprirent tout de suite qu'il ne fallait pas céder à la panique et pour cela continuer à courir.

Sur la base, les personnels s'inquiétèrent de ne pas les voir revenir. Ils virent passer les heures. 10 heures, toujours pas de nouvelle. Les recherches commencèrent. À midi, les sportifs n'étaient pas rentrés pour le repas. Le chef du camp s'inquiéta. Il savait que les deux coureurs étaient partis sans prendre un petit déjeuner. Il envoya un message à Cayenne pour signaler leur disparition. Les hélicoptères décollèrent pour commencer les recherches. La gendarmerie mobilisa les patrouilles fluviales. L'état-major coordonna le dispositif de recherche. Le préfet fut prévenu. L'après-midi, toutes les forces disponibles furent affectées aux recherches. De leur côté, les égarés ne cessèrent de courir. Ils ne cherchèrent pas à s'orienter. Dans la jungle le soleil est invisible. Il n'y a pas d'ombre. Ils eurent la bonne idée de suivre le premier cours d'eau. Quelles que soient les sinuosités, un ruisseau conduit à un fleuve. Ce qu'ils firent sans désespérer. En fin d'après-midi, ils purent lancer un appel à une barque qui passait. Les pêcheurs les déposèrent au premier village. L'hélicoptère vint les chercher. Ils revinrent au camp, il était 20 heures. Ils calculèrent qu'ils avaient couru dix heures d'affilée. Ils n'avaient rien mangé depuis la veille. Cet incident aurait pu ajouter deux morts à la compagnie déjà éprouvée par un décès. La fin heureuse de cette mésaventure expliquait les tonalités contrastées d'euphorie et de tristesse avec lesquelles ils nous avaient accueillis.

La batterie d'artillerie que j'accompagnais constituait ce qu'on appelait une « compagnie tournante ». Elle avait pour rôle de renforcer les effectifs du 9e bataillon d'infanterie de marine. Le pays frontalier, le Suriname, ancienne Guyane hollandaise, était déstabilisé par une guérilla. Deux ans plus tôt, une partie de l'armée s'était soulevée. Implantés au bord du fleuve qui sépare les deux pays, le Maroni, les rebelles faisaient des incursions en territoire français. Le chef des rebelles était un ancien sergent de l'armée surinamienne qui se faisait appeler le « Robin des bois du Maroni ». Il avait recruté une milice. Son groupe armé circulait d'un bord à l'autre de la frontière. L'insécurité avait poussé une partie de la population surinamienne à traverser le fleuve. Pour accueillir les réfugiés, la sous-préfecture avait activé quatre camps. Ces camps servaient de base arrière aux rebelles et à leurs familles. Ils circulaient armés de leurs fusils de chasse. Ils attaquaient les sites d'orpaillage. Ils trafiquaient de la cocaïne et du haschich. Le chef des rebelles était officiellement recherché en France pour le braquage d'une banque à Saint-Laurent-du-Maroni.

Les deux camps les plus importants étaient ceux de Charvein et de l'Acarouany. Leur gestion était confiée aux militaires. Il fallait multiplier les patrouilles fluviales et les excursions dans la jungle pour sécuriser les populations. Il y avait aussi deux postes installés en bordure du Maroni pour surveiller les allées et venues des rebelles. Je me préparai à tourner sur chaque poste pour assurer la surveillance sanitaire des bigors éparpillés le long du fleuve.

La Guyane est une mosaïque de populations. Les plus anciens peuplements sont amérindiens. Sous la pression de la colonisation, les tribus amérindiennes ont progressivement reculé dans la jungle. Installées le long du fleuve, on trouve des populations d'origine africaine descendantes des esclaves amenés par les colons hollandais et français. Ils forment différents groupes dont les Djukas, les Bonis, les Paramacas et les Saramacas. Dans les villes côtières ainsi qu'à Saint-Laurent, il y a des Antillais et des Créoles. Il y a aussi des Brésiliens, des émigrés chinois ainsi qu'une communauté laotienne installée en 1977, les Hmongs. Ces populations très différentes ne se mêlaient pas. J'en pris conscience lors du carnaval lorsque je vis des Bonis apeurés s'enfuir devant un groupe en costume blanc, cagoule, masque et gants blancs, qui les poursuivaient pour les « blanchir » avec des projections de farine. Les tensions raciales étaient présentes. La couleur de peau avait une importance. Nous devions nous-même fuir des groupes de jeunes les bras, le torse et la tête enduits d'une huile noire qui couraient vers nous pour se frotter et « noircir » notre peau et nos vêtements.

Le médecin-chef du service de santé en Guyane me reçut dès mon arrivée. Il donna le détail de la mission. Je serai un médecin « tournant » au gré des besoins sanitaires sur la frontière ouest. Ma base alternerait entre l'infirmerie du régiment du service militaire adapté installé à Saint-Jean-du-Maroni et le camp de réfugiés de l'Acarouany situé à une vingtaine de kilomètres. Tous les quinze jours, je reviendrais vers Cayenne pour assister à la réunion de coordination logistique et me reposer le temps d'une fin de semaine. Ces perspectives me plaisaient. Plusieurs maladies tropicales étaient endémiques. La principale était le paludisme qui est une association de deux malfaiteurs. Le parasite microscopique a besoin du moustique pour le transporter d'un humain à un autre afin d'y trouver les globules rouges dans lesquels il s'installe pour se multiplier. Le moustique se nourrit du sang humain pour fabriquer ses œufs qu'il pond dans l'eau parce que sa larve se développe en milieu aquatique. En Guyane, l'eau est partout. Le moustique aussi. Donc le paludisme est partout. Je devais veiller à ce que chacun puisse disposer des médicaments préventifs qui variaient en fonction des résistances. Pour les patrouilles fluviales, la quinine était insuffisante et il fallait prescrire des produits plus puissants dont je devais surveiller les effets toxiques. Les deux autres maladies étaient la leishmaniose et la dysenterie amibienne. Lors des séjours en forêt, les mesures préventives étaient insuffisantes. Malgré les précautions nous fûmes plusieurs à être affectés par l'une ou l'autre de ces maladies.

À ces actions de médecine préventive s'ajoutait le soutien médical des missions en forêt et sur le fleuve. Mon séjour commença par un stage d'initiation à la vie dans la jungle. Quarante-huit heures après mon arrivée, je partais au centre d'entraînement en forêt équatoriale. C'était une préparation destinée aux cadres de la batterie dans le but de pouvoir, dès la semaine suivante, encadrer la totalité des personnels. Pour commencer, nous reçûmes une formation aux évacuations sanitaires. Dans la jungle, la progression à pied est difficile. La seule façon d'évacuer un blessé se fait par la voie des airs en accrochant le blessé à un câble descendu par un hélicoptère en vol stationnaire. Après une courte instruction, nous passâmes aux exercices pratiques en bordure de l'aéroport. Je fus le premier à être hélitreuillé. Comme je pendouillais au bout du filin à cinquante mètres au-dessus du sol, je vis partir le DC-8 de l'armée de l'air avec à son bord la compagnie du 41e régiment d'infanterie qui revenait en métropole. Derrière les hublots, je vis quelques mains nous saluer. Je regardai l'avion devenir un point dans le ciel avant de disparaître. J'eus le sentiment que ma mission commençait à ce moment.

Après cet exercice, les camions nous amenèrent en lisière de la forêt. Je me laissai absorber par la végétation. J'attendais un effet de surprise. Ce ne fut pas le cas. J'eus la sensation d'entrer dans une forêt ordinaire. Je voyais des troncs d'arbres et des feuilles. Rien de spectaculaire. Je compris plus tard cette sensation. La densité de la végétation était telle que la visibilité ne dépassait jamais plus d'un mètre. Si on écartait une feuille, il y en avait une autre dix centimètres derrière et ainsi de suite. On ne voyait jamais le ciel. À chaque pas le spectacle était le même. C'était un enchevêtrement de tiges, de lianes et de feuilles. Pour voir un tronc d'arbre, il fallait s'en approcher à un mètre. La cime disparaissait derrière un feuillage dense. J'étais captif d'une bulle de végétation qui s'ouvrait devant moi et se refermait après mon passage. Il fallut plusieurs sorties en forêt pour comprendre le sentiment qui m'étreignait lorsque j'étais dans la jungle. C'était la crainte sourde de ne pas réussir à en sortir.

En patrouille dans la jungle, le médecin est le dernier de la file. Il est ainsi plus rapidement sur le lieu d'un accident s'il s'en produit un devant lui. J'étais le dernier et j'étais à la peine. La chaleur et la moiteur eurent vite raison de ma fougue. J'avais un sac comprenant le hamac, une bâche, des cordes, deux gourdes, les boîtes de ration, du linge de rechange et le matériel médical de secours. Le tout pesait plus de trente kilos. La température était de trente-cinq degrés. Le taux d'humidité était de 100 %. Il n'y avait pas le moindre souffle d'air. Je haletai et transpirai avec abondance. Après une heure de marche, j'arrivai épuisé au camp de l'Oyack. Nous apprîmes les rudiments de la vie en forêt : le maniement du coupe-coupe, l'installation du hamac, la quête de l'eau, la protection contre les animaux. J'eus des difficultés avec le coupe-coupe. En quelques minutes, j'en abîmai le tranchant ce qui le rendit inutilisable. C'était sans gravité. L'important était que ceux qui étaient devant moi sachent s'en servir. L'installation du hamac exigeait une attention particulière. Nous apprîmes que le danger principal pour un habitant de la forêt était la chute des arbres. La compétition végétale était forte. Privée de lumière, une plante qui ne parvenait pas à traverser la canopée était vouée à pourrir. Le sol était marécageux. Le développement des racines était faible et elles n'accrochaient pas grand-chose. Nous apprîmes à choisir les arbres pour attacher sa bâche et le hamac en dessous.

Lors du déjeuner, une scolopendre longue comme la main partit se dissimuler sous un bois mort. Un sergent captura un serpent liane, un autre attrapa une *matoutou* – une petite mygale. Les animaux étaient partout. Tant que nous marchions il était difficile de les voir. Dès que nous étions à l'arrêt apparaissait une vie grouillante d'insectes et de grenouilles. Puis vint la première nuit en forêt. La moiteur de l'air était pénible. Le hamac était inconfortable. Les bruissements et les cris étaient inquiétants. Je n'arrivai pas à me détendre. Malgré la fatigue, le sommeil fut long à venir.

Nous fûmes réveillés par les cris des oiseaux et les stridulations des insectes qui faisaient des bruits de tondeuses à gazon. La progression reprit. Nous découvrîmes la difficulté à parcourir un terrain dénivelé, partout glissant, encombré de troncs d'arbres et de racines aériennes qui nous barraient la route. Notre progression moyenne était de deux kilomètres par heure de marche. Les pauses étaient fréquentes. Nous arrivâmes au bord d'une crique. Nous y passâmes le reste de la journée pour apprendre le franchissement des cours d'eaux. J'eus deux soins à prodiguer. Des sutures pour l'auxiliaire sanitaire qui s'était ouvert le bras avec son coupe-coupe et l'injection d'un antihistaminique pour un sergent en tête de colonne qui avait dérangé un nid de guêpes. Les guêpes portaient des noms locaux. Les unes étaient appelées « mouches à feu » et les autres « mouches sans raison ». Je passais la matinée dans l'eau. La seule façon de se protéger des insectes était de s'immerger dans le fleuve. En Guyane, l'eau est potable partout. Elle est chaude et douce. Toutes les heures, nous étions douchés par les averses tropicales. Comme nous étions trempés, les bains étaient les bienvenus. Nous rentrâmes le lendemain. Je passai mon jour de repos à préparer mes affaires pour la prochaine sortie.

« *Laissez toute espérance* »

Adolescent, j'avais lu *Papillon*, l'autobiographie romancée d'un ancien forçat. Cette lecture avait laissé dans ma mémoire des images superposées : le destin misérable des bagnards, leur agonie dans la forêt vierge, les astuces avec lesquelles ils s'adaptaient à leur calvaire, l'espérance ardente d'une évasion. En Guyane, les vestiges du bagne étaient partout. Le pénitencier de Saint-Laurent-du-Maroni avait été construit à l'échelle d'une ville. L'hôpital et l'hôtel de la sous-préfecture étaient d'anciens bâtiments de l'administration pénitentiaire. On trouvait ses initiales A.P. sur les briques des murs effondrés. Le camp de la transportation avait été fermé quarante ans plus tôt. Il était devenu une vaste friche envahie d'herbes folles avec, par endroits, des carcasses de camions. En passant sous le porche, je pensai aux réprouvés qui l'avaient franchi avec des fers aux pieds. Les mots de Dante sur le fronton des enfers me vinrent à l'esprit : « Vous qui entrez, laissez toute espérance. » Certains locaux étaient occupés par des marginaux et des sans-papiers. Je lisais sur les murs des inscriptions autrefois terribles : « Blockhaus », « Quartier disciplinaire ». Je voyais pendre sur leurs gonds des portes à demi arrachées. Les énormes serrures avaient été enlevées. Il y avait çà et là des graffitis en partie effacés. Ces murs avaient une histoire. Je trouvai à la bibliothèque du bataillon les ouvrages d'Albert Londres sur les bagnes de Guyane. Son reportage poignant témoignait des souffrances que les malheureux endurèrent dans ces murs.

La Guyane était une terre de contrastes. Le sol était gorgé d'or et de gemmes précieuses. La puissance de sa végétation était énorme ; tout ce qui pouvait se développer croissait à grande vitesse. Les forêts débordaient de gibier. Ce territoire qui portait la promesse d'un éden avait été un purgatoire. La Guyane résistait à la colonisation. Les premiers colons européens furent décimés par les maladies. Pour mettre cet espace en valeur, des esclaves arrachés d'Afrique, puis les bagnards ensuite, y furent déportés. En vain. La nature était hostile. Les ruines du bagne étaient prolongées par des cimetières. On y trouvait les tombes des surveillants avec, dans ces terrains envahis par les herbes, un carré réservé aux enfants. On me désigna, en face de Saint-Laurent, l'îlot Saint-Louis. C'était l'île de la quarantaine, une terre minuscule réservée aux condamnés atteints de la lèpre. Ils avaient fini leurs jours exclus du monde.

Ailleurs, des dizaines de milliers de bagnards étaient morts d'épuisement et de maladie. La Guyane avait l'aspect d'un vaste cimetière dont les traces s'effaçaient.

À Saint-Jean-du-Maroni, sur un site abandonné du bagne, les militaires avaient installé un groupement du service militaire adapté. Les jeunes hommes de Guyane et des Antilles y effectuaient les douze mois de service national en y apprenant différents métiers du bâtiment ou de la mécanique. Les murs épais de l'infirmerie protégeaient bien de la chaleur mais pas de l'humidité. Le climatiseur tournait en permanence pour déshydrater l'air, sans quoi les murs ruisselaient de condensation. L'eau et les insectes envahissaient les espaces. En peu de temps, le carton ramollissait et se laissait déchirer sous nos doigts. Le papier se couvrait de taches brunes. Le cuir des chaussures se couvrait de moisissures. Il fallait tout protéger. Les placards étaient équipés d'une ampoule qu'il fallait laisser allumée, sans quoi les vêtements se coloraient de taches brunes.

Le médecin m'accueillit. Avec lui j'allai me présenter au colonel qui commandait le groupement. Ils évoquèrent leurs problèmes. Le colonel était préoccupé par les désertions. Les jours précédents, deux soldats avaient quitté Saint-Jean pour rejoindre la rébellion surinamienne. Ils avaient été attirés par la promesse d'une prime assortie d'un kilo d'or. Le colonel se consolait d'une constatation et d'une prédiction. Ces deux hommes auraient pu partir avec des armes. L'un d'entre eux était armurier. Ils ne l'avaient pas fait. Ils s'étaient contentés d'emporter leurs vêtements et leurs sacs de couchage. La prédiction était que pour l'un d'entre eux le séjour ne durerait pas. Il était alcoolique et de faible constitution. « Les Surinamiens n'en voudront pas longtemps. » Le colonel savait que les promesses de primes n'étaient pas tenues. Trois légionnaires qui avaient déserté avaient reçu sept mille francs le premier mois puis plus rien. Pendant six mois, ils s'étaient nourris de cœurs de palmiers et avaient bu de l'eau croupie. Ils avaient préféré revenir sur le sol de la Guyane française malgré les sanctions qui les attendaient.

J'appris que, quelques mois auparavant, le précédent colonel qui commandait ce régiment avait été retrouvé mort chez lui. On m'expliqua qu'il avait été victime d'un arrêt cardiaque après avoir reçu plusieurs piqûres de fourmis. Les pièges étaient partout. En fin de séjour, il m'arriva une mésaventure amusante. C'était la nuit. Malgré la prudence que je mettais dans les gestes en forêt ou sur le fleuve, j'avais déjà été piqué par des guêpes et par un scorpion, j'avais été parasité par des tiques et des puces-chiques, j'avais été infecté par la leishmaniose. Cet événement se produisit lors d'une pause à Saint-Jean pour me remettre de ces misères tropicales. Ce soir-là, le repas avait été suivi d'une partie de cartes. Je quittai le réfectoire du régiment pour rejoindre ma chambre. Il faisait nuit. L'obscurité était totale. La lune et les étoiles étaient cachées par les arbres. Je connaissais les bords de la route. Je marchais tranquille, sans lumière. Le camp était calme. J'avançais lorsque j'entendis au-dessus de moi un froissement qui se rapprochait. Je reçus un choc léger sur la tête et mon visage fut enveloppé par une membrane qui me sembla vivante. Je pensai à une chauve-souris et fis un bond. J'allumais ma lampe de poche et aperçus au sol une large feuille morte. Je ris à moitié de ma frayeur. La Guyane était peut-être un paradis, mais je n'y étais pas prêt.

Les rotations se faisaient toutes les quatre semaines. Il y avait une section du régiment d'artillerie de marine qui assurait la garde et les astreintes de semaine à Cayenne. Les autres étaient dispersées le long du Maroni. La première tournait sur les deux camps de réfugiés de Charvein et de l'Acarouany. La seconde était basée à Saint-Jean pour assurer les patrouilles fluviales en amont et en aval. La dernière section était partagée entre le village d'Apatou à trois heures de pirogue de Saint-Jean et un site encore plus éloigné sur un relief qui faisait face à l'île de Langa-Tabiki, au milieu du fleuve, entre le Suriname et la Guyane. Cette île était le poste de commandement du chef des rebelles. Elle était équipée d'un terrain d'aviation. De la rive française, les militaires surveillaient les allées et venues des insurgés.

Le piton sur lequel les militaires français s'étaient installés avait reçu pour nom « Bois-Martin ». Au début de leur installation, un général était venu inspecter les soldats perchés sur ce relief. Il s'était enthousiasmé de leurs conditions de vie. Il s'était exclamé que cela lui rappelait l'Indochine. Il demanda pourquoi les militaires avaient donné ce nom à leur campement. Il lui fut répondu que c'était le nom inscrit sur l'étiquette de la première bouteille de vin consommée sur place.

À deux reprises, le site de Bois-Martin fut en alerte. La première fois, ce fut au début de notre séjour. Le numéro trois de la rébellion surinamienne avait pris contact avec l'armée française pour ramener deux déserteurs. Je compris qu'on ne leur avait pas laissé le choix. Les gendarmes avaient été réactifs. Ils avaient arrêté sur le territoire français des rebelles qu'ils avaient menacé de livrer aux autorités surinamiennes si les déserteurs n'étaient pas refoulés vers eux. L'opération fut menée en quelques heures. Les déserteurs leur furent remis puis conduits dans des locaux d'arrêt. La prédiction du colonel s'était vérifiée.

La deuxième fois fut un épisode rocambolesque. Cette fois-ci, un émissaire de la rébellion surinamienne prit contact avec le lieutenant chef du poste pour lui indiquer qu'un militaire souhaitait lui parler. Le lieutenant prit une pirogue et traversa le fleuve. Il se trouva face à un légionnaire déserteur qui voulait réintégrer son unité. La Légion étrangère est une armée à part. Elle règle ses problèmes en interne. Lorsque le lieutenant prit contact avec ses autorités, il reçut de la Légion les consignes suivantes : accueillir le légionnaire sur Bois-Martin sans prévenir la gendarmerie. Le légionnaire fut transporté clandestinement sur le piton. Le lieutenant lui fournit une bâche, un survêtement bleu, des boîtes de ration et lui demanda de se tenir dans les bois en lisière du poste. Quelques jours plus tard au petit matin, un hélicoptère civil vint se poser à Bois-Martin. Il resta rotor tournant. La porte s'ouvrit. Le légionnaire sortit du bois et sauta dans la cabine. La porte se referma. L'appareil redécolla aussitôt. Le prévôt du poste était sorti aux bruits de l'hélicoptère. Il vit une silhouette bleue bondir et disparaître. Il resta ahuri. Lorsqu'il comprit la manipulation dont il avait été victime, il éprouva un vif ressentiment contre les bigors. Lorsque je le rencontrai à l'occasion de mes visites, il ne manqua pas de s'en plaindre.

Au cours de cette mission, j'ai peu rencontré les Amérindiens. Ils donnaient l'impression de fuir le contact. Je n'en rencontrai aucun en forêt. Je les ai vus sur le fleuve, lorsque notre piroguier nous mettait en contact avec eux. Notre piroguier s'appelait Mano. Il était âgé. Son corps était sec et ridé. L'armée française l'avait recruté et lui avait donné le grade de caporal-chef afin qu'il reçût une solde. Il portait ce grade comme il aurait porté une étiquette. Son autorité venait de son expérience et de sa capacité à déjouer les pièges du Maroni pour nous mener à destination. Mano était boni. C'était un homme silencieux. Il avait le geste précis et le verbe rare. Sa nature psychologique m'attirait. Plus je le côtoyais, plus j'avais envie de le découvrir. Il fallut plusieurs lectures pour connaître les racines des populations noires de Guyane. Leur histoire est singulière. On ne peut pas comprendre la Guyane sans la connaissance de ce passé. Dès le XVIIe siècle, les Anglais amenèrent sur les côtes du Suriname des esclaves arrachés à l'Afrique pour les faire travailler dans les plantations de canne à sucre. Puis le territoire fut cédé aux Hollandais. Au fil des décennies, des esclaves s'enfuirent. Disparaissant dans la jungle, ils s'enfoncèrent dans les terres et s'implantèrent en bordure des fleuves où ils installèrent leurs villages. Il se créa ainsi une diaspora de nègres marrons. Le terme générique était Bosh, dérivé du nom qu'ils se donnaient, *bushinengué*, lui-même dérivé de *bushnegroes*. Ils ne formèrent jamais une communauté. Ils ne se mêlèrent pas aux Amérindiens qui reculèrent davantage dans les profondeurs du pays. En fonction de leurs implantations au Suriname ou en Guyane, ils furent les Djukas, les Paramacas, les Saramacas et les Bonis. Chacune de ces communautés avait son territoire et son gouvernement. Elles étaient autosuffisantes et communiquaient peu avec l'extérieur. Elles se firent parfois la guerre. Elles s'allièrent à l'occasion pour s'opposer aux conquêtes des Européens. Les Bonis étaient les maîtres du fleuve et assuraient les liaisons commerciales d'une communauté à l'autre et avec les colons.

Au-delà de la frange côtière, dans la profondeur de sa forêt, la Guyane était faiblement peuplée. On y trouvait des villages dispersés dans la jungle ou isolés au bord des fleuves avec un faible niveau d'interactions entre eux. Dans cet ordre qui pouvait être immuable, la fièvre de l'or projeta son désordre. L'or est une substance étrange. Ce métal n'a pas de valeur alimentaire. Son intérêt industriel est faible. Les Amérindiens en font un usage ornemental. Pour eux, l'or n'est pas plus intéressant qu'une plume de perroquet. Le commerce de l'or n'affectait les Bonis que par les revenus du trafic fluvial qu'ils assuraient au profit les orpailleurs. Il fallait leurs compétences pour transporter sur les cours d'eau sauvages des hommes et leurs matériels. Le minerai d'or ne vaut rien en soi. Pour un homme qui vivrait sur une île déserte, savoir qu'il y aurait de l'or dans le sol n'aurait aucune utilité. Il ne tirerait aucun bénéfice à l'extraire. Mais par le symbole qu'il représente, l'or exerce une action puissante sur l'économie mondiale. Je découvrais en Guyane l'opposition entre un système humain local, inchangé de siècles en siècles, et un système mondial construit par le développement des échanges commerciaux en expansion croissante depuis trois cents ans. Dans le système mondial, la valeur symbolique de l'or dépasse toutes les autres. Avec de l'or tout s'achète. En Guyane, des hommes ruinaient leur santé et saccageaient la forêt pour quelques grammes d'or. On m'expliqua qu'au centre du pays on avait découvert des gisements prometteurs. Un site était rentable à partir de quatre grammes d'or par mètre cube de roche. Dans certaines zones cette proportion était doublée. Cela attira les entreprises et des aventuriers. Il fallait de puissantes machines et d'énormes quantités d'eau pour extraire la roche, la réduire en poudre, laver les graviers et récupérer l'infime poudre dorée qu'elle pouvait offrir. Les exploitants détruisaient le couvert végétal. Vus du ciel les sites abandonnés laissaient une cicatrice boueuse sur une forêt primaire que nul homme n'avait auparavant touchée. Je me demandais comment les Amérindiens observaient et jugeaient les comportements des Européens.

Les Amérindiens vivaient là depuis des milliers d'années. J'avais eu connaissance de leur univers par la lecture des ouvrages de Claude Lévi-Strauss. Adolescent, j'avais été marqué par la lecture de *Tristes tropiques*. Sur le conseil du professeur de philosophie, j'avais trouvé cet ouvrage à la bibliothèque des élèves du collège militaire. J'avais été sensible au malaise exprimé par l'auteur lorsqu'il constatait les dangers auxquels étaient exposées les populations natives d'Amazonie. La pérennité de ces communautés était menacée par la fin de leur isolement. Le contact avec le monde industriel risquait de les faire disparaître. J'appartenais au monde moderne qui troublait cet équilibre millénaire. Mon action participait à soutenir, en Guyane, la présence des Européens. L'ouvrage de Lévi-Strauss comportait en son milieu des photos. L'une d'entre elles montrait le portrait en pleine page d'un Amérindien. Je l'avais découpée et collée en face de mon bureau. C'était le beau visage d'un homme. Un léger strabisme donnait à son regard une dimension étrange. Il semblait regarder derrière le photographe, quelque chose au-delà du temps. J'avais passé de longs moments à observer cette image. Que voyait cet homme ? Douze années plus tard, je me trouvai projeté en Amazonie avec cette question au fond de moi. J'éprouvais aussi la gêne d'être, du point de vue de l'ethnologue, du mauvais côté de l'observation.

Longtemps, la Guyane a été considérée par les Européens comme une terre de punition. Au temps du bagne, une peine supplémentaire avait été mise place, la relégation. Les bagnards disaient le « doublage ». Celui qui avait été condamné au bagne, quand sa peine avait été purgée, était interdit de retour sur le territoire métropolitain pour une durée égale à celle qu'il avait passée sous les fers. Si sa peine initiale avait dépassé sept ans, cette interdiction devenait définitive. Albert Londres eut cette formule : « Le bagne commence à la libération. » Les chanceux qui avaient fini leur temps de détention, qui avaient survécu aux travaux forcés, aux tentatives d'évasion et aux maladies, ceux-là se trouvaient, d'un coup, dépourvus de toute assistance. Du temps où ils étaient enchaînés, ils étaient mal nourris, mal logés, mal équipés, mal soignés. Libérés des chaînes ils étaient livrés à eux-mêmes, c'est-à-dire plus grand-chose. Ils devenaient des spectres qui rôdaient dans les rues de Saint-Laurent, survivant en chapardant leur subsistance. Ceux qui se faisaient attraper réintégraient l'enceinte du bagne où ils retrouvaient leur misérable condition. Les plus dégourdis se convertissaient en chassant des papillons pour confectionner des tableaux que les touristes achetaient. Il y avait un artisanat du bagne. D'autres partaient chercher de l'or dans le sable des rivières et ne revenaient plus.

Voilà la Guyane. J'allai y séjourner six mois. J'avais une conscience vague de cette diversité. Je découvrais ces populations et leur histoire au fur et à mesure. Souvent, il me sembla passer d'un monde à un autre. En plusieurs endroits, l'armée s'était installée sur un site abandonné du bagne. Je travaillais dans des lieux chargés d'histoire et de douleur. Lors des pauses, je cherchais à imaginer les hommes en tenue rayée qui avaient érigé ces murs pour y subir leur calvaire. Dans les villages bonis, je pouvais imaginer être en Centrafrique. J'y trouvais les mêmes odeurs de fleuve et de feu de bois. Chez les Hmongs, j'étais en Asie. Leurs costumes, leur langage et les odeurs de cuisine pouvaient me faire croire que j'étais au Laos. Au centre spatial de Kourou, j'étais en Europe. Dans cette cité industrielle les équipements étaient à la pointe de la technologie. Dans les villages amérindiens, j'observais les hommes et les femmes comme si le monde venait de se former. D'une journée à une autre, je changeais d'univers.

Charvein et l'Acarouany

L'installation à Saint-Jean achevée, je partis avec le capitaine pour les camps de réfugiés. Nous disposions d'un véhicule tout-terrain. À la sortie de Saint-Laurent, il fallait quitter la route et prendre la direction de la mer. La piste était glissante. Elle était faite d'une succession de lignes droites tracées entre les rizières et la forêt. Il fallait résister à la tentation de rouler vite. Après vingt kilomètres, nous arrivâmes à Charvein. Le site était un ancien camp du bagne. Un siècle plus tôt, on y envoyait les « incorrigibles ». Nus, harcelés par les moustiques, crevant de fièvre, les bagnards avaient au fil des années déboisé un vaste espace qui resta à l'abandon après que le bagne eut fermé. La friche avait été mise à la disposition des réfugiés sous le contrôle de l'armée française. Nous fûmes accueillis par le chef de camp. Il avait le grade de major. Il nous présenta les problèmes à régler : l'approvisionnement en eau potable, la sécurité et l'hygiène.

Le camp de Charvein accueillait mille deux cent soixante Surinamiens. Leurs conditions d'hébergement paraissaient satisfaisantes. Chaque famille disposait d'une tente militaire pouvant accueillir douze personnes. Au fil des mois, ces habitations avaient été complétées avec des planches et des tôles ondulées. Elles ressemblaient à des cabanons comme on en voyait sur les bords des routes. Ces habitations similaires donnaient l'illusion d'un quartier résidentiel de la périphérie d'une ville, sauf qu'il se situait en pleine forêt tropicale. Dans les allées, des jeunes enfants couraient après des ballons. Plus loin, une école avait été installée sous un baraquement. Les écoliers chantaient. Des espaces communautaires avaient été bâtis, appelés « carbets », ressemblant à des préaux sommaires, destinés aux activités collectives. Les carbets permettaient à cette petite collectivité déracinée d'entretenir ses coutumes, d'y tenir ses réunions et ses fêtes.

Les deux tiers de la population du camp avaient moins de 15 ans. Rares étaient les hommes adultes. Ceux que je voyais paressaient au soleil ou jouaient au palet dans une salle de jeu improvisée. En grande partie, les hommes étaient des rebelles qui venaient dans le camp retrouver leur famille, s'y reposer et se faire soigner. Ils étaient libres de circuler. Nous ne pouvions pas contrôler leurs allées et venues. Le gouvernement surinamien multipliait les plaintes officielles contre la France qu'il accusait de soutenir la rébellion. La gestion du camp par des militaires français offrait la garantie que les rebelles ne s'y entraînaient pas. Les armes étaient interdites, y compris les armes de chasse. Il était probable que les Surinamiens, une fois arrivés en Guyane, dissimulaient leurs armes quelque part dans la jungle. Les adultes du camp étaient en majorité des femmes. Elles se tenaient au seuil des cabanons. La distribution de nourriture était faite le matin. Je voyais ces femmes préparer les repas. D'autres astiquaient leurs instruments de cuisine qui brillaient dans les bassines.

Je pris contact avec les réfugiés lors de la consultation à l'infirmerie. Ils parlaient une langue véhiculaire, le taki-taki. Trois cents mots suffisaient pour communiquer. Le vocabulaire était un mélange de créole, de brésilien, de hollandais et d'anglais. J'appris vite à le décrypter. « Ti ko ? » (« Tu tousses ? »), de l'anglais *to caugh*. Il était aussi facile de comprendre : « Mi kaka ouata » (« J'ai la diarrhée »). L'essentiel des pathologies était les maladies infectieuses courantes dans cette région du globe. Les fièvres étaient en relation avec une affection virale, la dengue, appelée aussi « grippe tropicale » transmise par les moustiques. Les intoxications alimentaires étaient fréquentes. Les problèmes d'hygiène sautaient aux yeux. La propreté individuelle était soignée. Les réfugiés se lavaient tous les jours et portaient des vêtements usés mais propres. Cependant la propreté collective était inexistante. Les abords du camp étaient sales. Les immondices s'accumulaient, composés de papiers, de déchets alimentaires et de boîtes de bière vides. La vie du camp s'était organisée en fonction des quartiers et des classes sociales. Les trois cents premiers arrivés s'étaient jalousement réservé les six toilettes disponibles, obligeant les neuf cents autres à jeter leurs excréments plus loin. Le major nous amena devant une rangée de cabanes en tôle à l'écart des habitations. C'étaient les sanitaires nouvellement construits. En plein soleil, l'air était chauffé à quarante-cinq degrés. Les asticots grouillaient sur la fange, signalés par l'intense bourdonnement des mouches. Une odeur nauséabonde interdisait de s'approcher. Dès que les pluies étaient abondantes, le site était inondé. Le ruissellement répandait cette pestilence dans les allées du camp. Voilà l'explication des gastro-entérites.

Après le déjeuner, nous reprîmes la piste pour aller une quinzaine de kilomètres plus loin sur le camp de l'Acarouany où je devais séjourner. Le camp me parut plus sale que le précédent. Il accueillait mille six cents réfugiés. Le site avait, lui aussi, une préhistoire. Il avait été fondé cent cinquante ans plus tôt par une religieuse, Anne-Marie Javouhey, afin d'y accueillir des lépreux. De cette époque, il restait une cinquantaine de maisonnettes carrées aux murs de brique. Au fil des années, elles furent habitées puis abandonnées. Elles abritaient une pièce unique. Il manquait parfois la porte ou une fenêtre. Elles ressemblaient à des maisons de poupées délabrées. Les réfugiés s'y étaient installés, faisant renaître une vie communautaire.

Je connaissais le médecin que j'allais remplacer. Il avait fait ses études à Santé navale. Nous portions le même prénom. Il venait des Pyrénées. Il s'orientait vers des études de biologie. Ce fut une joie de nous retrouver. Ma présence le soulageait. Il était resté plusieurs semaines sans quitter le camp. Il allait pouvoir se libérer et vadrouiller un peu. Il me présenta l'infirmerie et son fonctionnement. Il tenait son office avec rigueur. Ses dossiers étaient ordonnés. Nous fîmes ensemble un tour du camp. Les réfugiés le saluaient avec des mots d'accueil et des sourires. Les gamins nous suivaient. On pouvait se croire dans un jardin zoologique. Un enfant me montra un arbre dans lequel s'était installé un paresseux. Vu de près l'animal ressemblait à une peluche infecte. La vermine grouillait dans ses poils.

Je retins ma main qui cherchait à le toucher. Il y avait une multitude d'animaux dans le camp. Ils étaient paisibles et bien qu'ils fussent sauvages, ils semblaient s'accommoder des liens qui entravaient leurs mouvements. Je découvrais un agouti, des singes verts, un coati, des aras et des perruches. Les arbres du camp étaient variés. Mon camarade m'indiqua un arbre à cannelle, un cacaoyer, un corossol et des citronniers.

Direction Saint-Laurent-du-Maroni. Nous partîmes pour la réunion mensuelle de coordination des actions au profit des réfugiés. C'était un temps de travail entre les médecins des camps. Il y avait deux autres camps, plus petits, celui de La Charbonnière et celui de PK9, tenus par une administration civile. La réunion se tint dans les locaux de l'hôpital. L'emprise (l'enceinte) était un vaste terre-plein. La partie des bâtiments consacrée aux activités hospitalières était entretenue, peinte de neuf. L'autre partie était à l'abandon et servait de dépôt. Les déchets étaient accumulés çà et là. Je rencontrai les collègues des autres camps. La discussion porta sur deux problèmes. Le premier était les grossesses des jeunes filles ; certaines n'avaient pas 13 ans. L'autre problème était les affections qui emportaient en quarante-huit heures des enfants de 2 ans, sans raison apparente. Il y avait eu deux décès en deux mois.

Juste après, nous nous déplaçâmes vers la sous-préfecture. Le sous-préfet de Saint-Laurent réunissait l'ensemble des intervenants de l'accueil des réfugiés. Il y avait sur place deux religieuses, dont la sœur Gerda, d'origine belge, peu appréciée des militaires, qui avait un fort ascendant sur les Surinamiens. Il y avait les fonctionnaires civils chargés des camps, les militaires chefs des sites et les médecins. La réunion s'attarda sur les aspects financiers. L'accueil des réfugiés coûtait beaucoup d'argent. Ils demandaient la gratuité des transports entre les camps et la ville. Ils demandaient l'éclairage la nuit. Ils demandaient la construction de carbets supplémentaires. À l'issue de la réunion, le sous-préfet qui était sur le départ fit un discours d'adieu. Il présenta son successeur qui arrivait de Nantes. Ils offrirent un apéritif. La famille du nouveau sous-préfet était présente. Madame et sa fille étaient vêtues d'une robe rose et portaient un nœud dans les cheveux. J'observai son petit garçon, lui aussi bien habillé. Indifférent au discours d'adieu, il s'était isolé pour s'approcher de la table et grignotait en silence les biscuits d'apéritif.

Chaque fois que je revenais au camp de l'Acarouany, j'y trouvais des impressions d'Afrique. Le parfum du bois qui brûle, les odeurs corporelles, les rires des enfants qui jouaient à demi nus dans le sable. Dès qu'ils me voyaient, ils venaient me chercher. Ils accompagnaient ma visite. Ils me montraient les choses nouvelles. Mon séjour le plus long se fit au moment des fêtes de fin d'année. Une ambiance chaleureuse s'était installée. Les réfugiés s'activaient aux préparatifs. Ils avaient obtenu la réfection de l'ancien four à pain du camp. L'un d'entre eux était boulanger. Le camp devint autonome dans la fabrication du pain. Il y eut beaucoup de visites officielles : le général commandant les forces en Guyane, le préfet de Cayenne, le ministre de la Coopération. Pour l'occasion, le boulanger prépara des pains briochés au raisin avec une croûte de sucre de canne. Tout le monde se régala. On lui fit des compliments dans une langue qui lui était étrangère. Son sourire montrait qu'il en avait saisi le sens.

La veille de Noël, en fin de journée, les réfugiés se groupèrent autour de jeunes filles rassemblées pour l'ultime répétition des danses prévues le surlendemain. Elles travaillaient leurs gestes et leur rythme sous la direction de matrones corpulentes qui leur apprenaient à onduler du dos et du bassin. Les hommes faisaient des commentaires gloutons. À minuit, nous sortîmes en uniforme pour nous rendre à la chapelle. L'office était organisé par des religieux qui vivaient dans une communauté à la lisière du camp. La nativité fut célébrée dans les deux langues. Les derniers chants se firent en surinamien. À l'issue de la messe, les frères nous invitèrent à partager leur repas. C'était un buffet préparé avec l'aide de deux couples d'instituteurs. J'eus une discussion intéressante avec le chef de cette communauté qui me décrivit les *piayes*, les sortilèges et les lutins présents dans les croyances locales. Nous nous quittâmes à 3 heures du matin. Le lendemain, ce fut à notre tour de les inviter. Le chef de cette communauté s'appelait Michel Crosson. Je prolongeai la conversation de la veille. Il me raconta son histoire. Il était inspecteur de l'enseignement public. Il avait eu huit enfants, dont deux par adoption. En 1972, il vivait en Afrique lorsqu'il perdit sa femme. Il continua sa profession et éleva seul ses enfants. Il m'expliqua qu'il s'était battu pour fonder un ordre monastique regroupant les veufs et les divorcés. Il fut reçu par le pape qui donna son agrément. Il fonda la communauté des Frères de la Résurrection. Elle s'était développée atteignait un effectif de cinquante personnes réparties en France, en Corse, au Bénin, en Guyane et aux Antilles. Il me sollicita pour prendre en charge un jeune frère qui présentait des troubles psychiques. Ce fut l'occasion de multiplier nos rencontres et nos discussions.

Ce jour-là les pluies furent abondantes. Il y eut un gros orage en fin de journée. Le camp fut inondé. Nous partîmes avec nos lampes torches à la main pour constater les dégâts. Les tentes étaient noyées dans dix centimètres d'eau. Des gamelles flottaient, emportées par des torrents qui ravinaient le sol.

Au premier jour de la nouvelle année, nous fûmes réveillés de bonne heure par des réfugiées en tenue traditionnelle qui vinrent danser et chanter devant notre hangar. Elles étaient dirigées par une vieille femme qui tenait une bouteille de champagne à la main. Elles criaient en chœur : « *Wi wani more* » (« On en veut plus »). L'adjudant-chef leur donna deux bouteilles de vin. La matrone le prit dans ses bras et le serra contre sa forte poitrine. Il fut surpris. Sa gêne déclencha leur hilarité. Nous rîmes malgré la fatigue de la nuit. Leurs pétards et leur musique nous avaient maintenus éveillés jusqu'à 3 heures du matin.

La Danse du Feu se tint après les fêtes de fin d'année. Deux vieilles femmes éventaient le foyer d'un mouvement rapide. Du bout des doigts, elles attrapaient les braises qui s'échappaient pour les remettre dans les flammes. Des hommes frappaient à un rythme accéléré des tam-tams et des gamelles. À côté d'eux un groupe de jeunes dansaient avec frénésie, une bière à la main. Ils s'exhibaient. La foule poussait des clameurs qui les encourageaient. Le rythme s'accéléra. Ils semblèrent se fatiguer. Leurs gestes cessèrent d'être coordonnés. Ils s'agitèrent avec des mouvements brusques. Ils poussèrent des cris. Un par un, ils se ruèrent sur les braises pour les piétiner. Les vieux les prenaient par les bras et les enlevaient du feu pour les ramener dans la foule qui tentait de les calmer. L'un d'entre eux, à peine retiré des flammes y revint pour prendre un tison. Les hommes n'eurent pas le temps de le maîtriser. Il porta le tison à la bouche et mordit dedans. Un autre en profita pour l'imiter et frotta le tison contre son bras et contre ses jambes. Un autre encore saisit le tesson d'une bouteille brisée et le porta à sa bouche pour en croquer le verre. La foule surexcitée acclamait les exploits des danseurs tandis que les vieux tentaient de contenir leur fureur. Comme attirés par le feu, les jeunes y revenaient, s'y asseyaient et s'y couchaient. Je voyais dans ce spectacle l'expression de la confiance collective. Les jeunes se laissaient hypnotiser par les flammes pour ensuite s'y précipiter. Ils étaient encouragés par la foule. Les vieux avaient la charge de les préserver des brûlures. C'était une mêlée confuse de corps qui s'agitaient au-dessus des flammes. Les braises rougeoyaient et montaient dans les volutes de fumées. Le tempo de la musique ralentit. Le calme revint. Les vieilles ranimèrent le feu. Puis les tam-tams repartirent. La frénésie reprit. Ces scènes se renouvelèrent plusieurs fois dans la nuit. Le lendemain je fus surpris de ne recevoir aucun blessé à l'infirmerie.

À trois reprises me vint l'envie de quitter le camp quelques heures pour m'extraire de la monotonie que j'y trouvais. La première fois je suivis un Guyanais qui m'avait proposé une escapade au bord de la rivière qui longeait le camp pour chasser le papillon et me montrer comment trouver de l'or. La démonstration fut satisfaisante. En vingt minutes, il me fit voir comment récupérer un demi-gramme d'or. Je fis un petit calcul. Il suffisait d'orpailler une heure par jour pour assurer un revenu correspondant à un salaire moyen en métropole. Je pouvais rêver.

La deuxième fois, un lieutenant offrit de me prêter un après-midi sa moto. Je décidai de partir pour Les Hattes, une plage sur laquelle venaient pondre les tortues luth. Le trajet était d'une trentaine de kilomètres. Manque de chance, il se mit à pleuvoir peu après mon départ. La piste de latérite se transforma en patinoire. Je voulus continuer, pensant que je n'aurais pas d'autres occasions de faire cette visite. Les derniers kilomètres furent épouvantables. Je ne voyais pas à plus de vingt mètres tant la pluie était dense. Je devais laisser pendre mes pieds afin de glisser sur la piste pour rattraper les écarts de la moto. Je dus faire demi-tour. Sur le chemin du retour, la pluie diminua. Je roulais doucement. C'est alors que devant moi un arbre tomba en travers de la piste. Je freinai aussi sec que je pus. La moto dérapa. Je finis ma course dans les feuilles. J'étais intact. La moto aussi. Mais je n'avais plus de plaisir à piloter dans ces conditions.

La troisième fois, ce fut pour une escalade. J'avais repéré, à une courte distance du camp, un immense pylône servant de relais téléphonique par satellite. Il s'élevait à cinquante mètres de hauteur. Je voulus voir le camp dans son écrin forestier et prendre une photographie. L'ascension commença sans problème. Au fur et à mesure de la montée, je repérai des nids de guêpes. Les premiers ne me découragèrent pas. Plus je montais, plus leur densité augmentait. Je fus prudent. Aux trois quarts de ma tentative, je préférai renoncer à l'ascension. Je revins au camp. Je me pensais à l'abri. En passant derrière l'église, je fus attaqué par un essaim de guêpes. J'eus plus de peur que de mal. Tant de difficultés me laissèrent désemparé. Sur mon journal, j'écrivis : « Mais qu'est-ce qu'ils ont ces foutus bestiaux à m'attaquer ? » La Guyane semblait me repousser.

Je connus un moment d'émerveillement. C'était la nuit. Avec mon collègue, nous revenions d'une journée à Cayenne. La route était longue. Il avait pris le volant. Nous avions passé Iracoubo.

La route était droite et traversait une savane à *pripri*, un marécage envahi de hautes herbes. Il faisait encore chaud. Nous roulions les fenêtres ouvertes. Nous discutions. Comme souvent lorsqu'on est loin de chez soi, chacun parle de son pays. Mon camarade parlait des Pyrénées et racontait le jour où son oncle avait croisé un ours. Dans nos esprits, nous étions loin de la Guyane. Je l'écoutais en laissant mon regard scruter la nuit. Le paysage me parut bizarre. Je demandai à mon ami de garer la voiture et d'éteindre les phares. Nos yeux se firent à l'obscurité. Lentement la magie apparut. Sur la pointe de chaque brin d'herbe, une luciole exposait la phosphorescence de son abdomen. Aussi loin que nos yeux pouvaient deviner le paysage, il y avait ces milliers de petites lumières vertes qui balançaient doucement. Il n'y avait pas d'autre bruit que les stridulations des grillons. Nous laissâmes le temps s'arrêter.

Enjambées dans les Grands-Bois

Lorsque je partis pour la Guyane, je me représentais la jungle comme un univers mystérieux. J'aurais voulu que chaque pas dans la forêt provoquât une exclamation de surprise, que chaque animal ou chaque fleur eût une forme inconnue. J'attendais que derrière chaque feuille fût dissimulé un danger. J'avais accompagné à plusieurs reprises des militaires en stage dans la forêt équatoriale. J'avais cumulé plus d'un mois d'immersion dans la jungle. J'avais eu mon lot de misères physiques liées aux insectes ou aux plantes. Lorsqu'on me désigna pour une mission profonde, il n'y avait plus d'excitation.

Dans le jargon militaire, une « profonde » est une mission de plusieurs semaines dans la jungle. Cette mission avait comme point de départ Saül et comme point à atteindre Dorlin. À vol d'oiseau ces lieux étaient éloignés de soixante kilomètres. Sur une carte cette distance pouvait paraître modeste. Si l'Amazonie était comparée à un océan végétal, ces localités seraient deux points perdus au milieu de l'océan. Saül était au centre géographique de la Guyane, entouré de forêt, isolé et éloigné de tout. Aucune route n'y passait. Aucun fleuve. Juste une piste d'atterrissage et quelques carbets. La seule façon de s'y rendre était d'être déposé en avion. Après le départ de l'avion, on devait se débrouiller avec ce que l'on emportait dans son sac. On se retrouvait tout aussi isolé et éloigné de tout… Il fallait avoir le goût de l'aventure pour aborder cette mission sans appréhension. Le médecin-chef du bataillon d'infanterie de marine de Cayenne avait souhaité la partager. Il fut décidé que j'en ferai la première partie.

Pour une « profonde », la mission est composée d'une trentaine de personnes réparties en deux équipes égales. La première, nommée « légère » est composée de ceux qui ouvrent le « layon », tunnel tracé dans la densité végétale de la jungle. En tête de l'équipe, quatre bras vigoureux taillent les branches et les feuilles sur un mètre de large et deux mètres de haut. Derrière eux, le chef de la mission tient la carte et la boussole. Sans ces deux instruments, l'équipe est perdue. Derrière lui, un homme tient un dispositif essentiel : le fil d'Ariane. C'est une grosse bobine qui laisse au sol un fil blanc. Dans la forêt amazonienne, il y a une règle capitale. Ne jamais quitter le layon et garder un œil sur le fil. Un homme égaré dans la jungle peut traverser un layon sans l'identifier et ne jamais retrouver son chemin. Un dispositif de mesure indiquait la longueur de fil déroulé, ce qui permettait d'évaluer les distances parcourues. Comme en navigation, connaissant le cap et la distance parcourue on était en mesure de connaître sa localisation.

Derrière la « légère » suivait l'équipe de la « lourde ». Outre leurs effets personnels et leur nourriture, les membres de la « lourde » portaient le matériel de l'expédition ; l'un une tronçonneuse, l'autre un appareil électrogène, un troisième le poste de transmission radio, un quatrième les explosifs, un cinquième les détonateurs… Le médecin, en bout de colonne, portait la trousse de secours dont les attelles en cas de fracture et les sérums antivenimeux de l'Institut Pasteur qui devaient être conservés dans un compartiment réfrigéré.

La veille du départ, je séjournai à la caserne Loubère pour préparer le matériel. J'y passai la nuit. Levés très tôt, nous rejoignîmes en camions l'aéroport de Rochambeau. Un Transall nous attendait dans l'obscurité. Sur la carlingue, pour signaler le plan des hélices, une ligne verticale blanche était peinte avec en grosses lettres l'inscription DANGER. J'entendis les hommes murmurer des craintes. Hormis les cadres, l'équipe que j'accompagnais était constituée de jeunes Antillais qui effectuaient leur service national. C'était la première fois qu'ils prenaient un avion militaire. L'inscription leur inspirait un pressentiment funeste. Je m'approchai d'eux pour leur donner confiance.

Après deux heures de vol, nous atterrîmes à Maripasoula, sur les rives du Maroni. J'y découvris la démesure administrative de la Guyane. Bien que très peu peuplée, Maripasoula était la commune la plus étendue de France. Projetée sur l'hexagone, sa superficie pouvait couvrir trois départements. Elle était aussi la commune de France qui avait la plus faible densité de population. Avec deux mille habitants, sa densité était mille fois inférieure à la moyenne métropolitaine. 99 % de son territoire était constitué de forêts. Sur l'aérodrome, plusieurs personnes attendaient pour réceptionner le fret. Le niveau des eaux était exceptionnellement bas. Le ravitaillement en pirogue était interrompu. L'aide matérielle était livrée par avion. À l'écart de ce groupe, je notai la présence de deux hommes qui attendaient leur part. La pâleur de leur peau indiquait qu'ils étaient d'origine métropolitaine. Ils étaient sales, vêtus de haillons, hirsutes, les dents gâtées. Ils étaient aigris et se plaignaient de leur sort. Peut-être des orpailleurs. Je les identifiai comme des clochards de la forêt. Nous redécollâmes.

Après trente minutes de vol, le Transall atterrit à Saül. Nous croisâmes une équipe de la Légion étrangère qui finissait une mission profonde et se préparait à embarquer. Leur équipement était deux fois plus léger que le nôtre. Ils étaient pleins de vigueur. J'échangeai quelques mots avec le médecin de leur équipe. Il me parut excité : « Y a du chat ! Y a du chat ! » répétait-il. Il raconta qu'ils avaient à plusieurs reprises aperçu un jaguar. Les légionnaires nous informèrent de la difficulté à trouver de l'eau. Beaucoup de « criques » étaient à sec. C'est ainsi qu'on désigne en Guyane les petits cours d'eau qui traversent la jungle. Nous avions planifié une progression de cinq kilomètres par jour, ce qui correspondait à l'endurance moyenne des hommes de notre équipe. Nous dûmes envisager des étapes plus longues avec des jours de repos.

Le village de Saül était à quelques kilomètres de la piste. Il semblait désert. La plupart des maisons étaient abandonnées. Ce village avait compté jusqu'à cinq mille habitants dans les années 1930, au plus fort de la fièvre de l'or. Il n'en restait que quarante-sept dont quatre femmes. Il y avait quelques poteaux électriques, mais depuis longtemps les fils n'étaient plus alimentés. Un homme appuyé sur sa canne fit quelques pas à notre rencontre. Son corps était d'une maigreur impressionnante. Il tenait à peine sur ses jambes. Il nous désigna une grande maison délabrée. Nous pouvions y déposer nos affaires et séjourner jusqu'au lendemain. Il se présenta. Il s'appelait Michel Modde. Son corps était faible, mais son esprit était vif. Il parlait avec abondance et un humour corrosif. Il semblait heureux de trouver des interlocuteurs. Il résuma son parcours. Il avait travaillé à Madagascar, en France où il avait été infirmier psychiatrique à Villejuif, en Afrique du Sud. Il avait eu des problèmes de santé. Il se remettait d'une polynévrite qui l'avait cloué dans un fauteuil roulant. C'était un utopiste. À 60 ans, il voulait faire revivre Saül. Il nous amena à son carbet au-devant duquel il avait mis un panneau « L'Univers-Cité de Saül ». Il avait fait imprimer un papier à en-tête « Syndicat d'initiative – délégation régionale de randonnée pédestre », avec le dessin d'un papillon. Il était dans l'espérance de voyageurs intéressés. Il ne devait pas en voir passer beaucoup. Il nous accueillit avec un punch de sa fabrication qu'il avait appelé « plaisir de fille ». Les yeux plissés, il chuchota qu'il l'avait élaboré avec des bananes. Après cet accueil, nous prîmes congé pour reconnaître les premiers kilomètres de piste. À ce moment surgit un second personnage. Je remarquai sa jambe droite couverte d'éosine. Il expliqua qu'il était tombé dans un feu. Il s'appelait Pierre-Franck Dubernat, 55 ans. C'était un ancien militaire, vétéran de la guerre d'Indochine et d'Algérie. Il assumait avec fierté qu'il était chercheur d'or. Il vivait seul. Il passait trois cent cinquante jours par an sur son « placer », à deux heures de marche de là. Il avait trouvé un gisement qui lui rapportait cinquante grammes d'or par saison. Tous les six mois il descendait à Saül pour s'approvisionner en riz, en café, en sel et en thé qu'il troquait avec son or. Tous les deux ans, il achetait un billet d'avion pour Cayenne où il s'approvisionnait en matériel et en munitions. Avec surprise, je découvris que cet homme de la forêt était un érudit. Il citait les auteurs classiques. Il était plus ermite qu'orpailleur. Il expliqua qu'il possédait dans son carbet une trentaine de livres. C'était un contemplatif. Son plaisir était de lire la mythologie le soir, lorsqu'il était sur son piton rocheux, en regardant le soleil se coucher sur la canopée. Il ne disait pas le soleil mais l'astre du jour. Il ne disait pas le vent mais le zéphyr. Il ne disait pas la jungle, mais les Grands-Bois. Il était écrivain aussi. Il avait fait publier à compte d'auteur le récit de ses aventures. Il présenta un exemplaire. Il râlait parce que l'éditeur n'avait pas soigné son ouvrage qu'il avait payé à l'avance, avec une pépite d'or. Les agrafes rouillées avaient taché la couverture. Le titre suffisait pour connaître sa philosophie. *Les solitaires crèvent seuls*. J'en achetai un exemplaire qu'il dédicaça. Je remarquai qu'il évitait le contact avec Michel Modde. Ils étaient deux robinsons qui se fuyaient.

 La mission commença le lendemain. Nous pénétrâmes dans la jungle. J'étais le dernier de la colonne. Je me laissai distancer de quelques mètres pour découvrir dans son écrin cette forêt étonnante de verdure, de cris d'oiseaux, de fleurs et de champignons. Un coup de feu. J'accélérai pour rejoindre la « légère ». Je découvris sur le bord du layon un « grage grands carreaux », une redoutable vipère sud-américaine coupée en deux par le coup de fusil. D'autres coups de feu suivirent. Cette fois-ci le chasseur en tête avait abattu un hocco, un grand coq noir au bec jaune. Cela fit des heureux au dîner. Le premier soir une pluie diluvienne compensa le manque d'eau. Nous remplîmes nos gourdes au coin des bâches qui ruisselaient. Nous avions parcouru douze kilomètres en huit heures. Le relief vallonné et la boue gluante avaient épuisé notre énergie.

Nous traversions des lieux-dits : Cambrousse, Cent-Sous et la crique Séraphin... Il n'y avait plus la moindre trace des hommes qui avaient baptisé ces lieux. La végétation avait tout effacé comme en quelques jours elle allait effacer nos traces. Un jour sur deux, nous arrêtions la progression après le déjeuner. Le gibier était rare. Nous mangions des boîtes de ration sans goût que j'essayais de relever avec du piment. Chaque soir la même tambouille. Je cuisinai une soupe au pemmican et réchauffai une boîte de bœuf lyophilisé. Nous installions le bivouac près d'une crique à l'eau claire. Malgré le débit rare, chacun pouvait se tremper. L'eau était tellement douce qu'elle laissait la peau lisse et glissante.

Un soir, vers 18 heures, un homme arriva au campement. Il était brésilien et baragouinait le français. Il était seulement vêtu d'un short et d'un polo qui avaient perdu leurs couleurs. Il avait les pieds nus dans des bottes de caoutchouc. Il était typé amérindien avec la peau cuivrée et des longs cheveux noirs bouclés. Il avait dans une main un fusil bon marché et dans l'autre une machette. Il transportait son équipement dans une hotte en osier que des sangles tenaient dans son dos. Il avait quitté Dorlin le matin. Ils étaient là-bas quatre orpailleurs. Le niveau des eaux était tellement bas qu'ils ne pouvaient plus se ravitailler par le fleuve. À tour de rôle, ils effectuaient des liaisons pour se ravitailler à Saül. Il lui suffisait de deux jours pour accomplir ce trajet lorsqu'il nous en fallait dix. Il raconta qu'il avait été attaqué par un jaguar qu'il avait blessé de deux coups de chevrotine. Je l'observai installer son bivouac. Ses gestes étaient rapides et précis. Il maniait son coupe-coupe aussi facilement qu'un tournevis. Il eut vite fait de tendre sa bâche puis son hamac. L'adjudant lui tendit un quart de rhum qu'il faisait tourner entre nous. Le brésilien le vida d'un trait sans sourciller. Il accepta aussi une cigarette anglaise que lui tendait un autre militaire. Il parlait avec gentillesse. Il s'appelait Bénédicte. Nous lui montrâmes notre carte. Il nous renseigna sur l'itinéraire. La crique au bord de laquelle nous avions prévu de camper le lendemain était à sec. Nous comprîmes qu'il fallait faire treize kilomètres pour trouver le Petit Inini. Depuis la mi-parcours, les membres de l'équipe montraient des signes de fatigue. Une dizaine de soldats étaient épuisés par une dysenterie. Beaucoup avaient été piqués par des « mouches à feu », des tiques ou des poux d'agouti. Tous les soirs, je faisais des pansements, passai de l'éosine sur des peaux esquintées par les échauffements et les griffures. Pendant les soins, les jeunes antillais se détendaient avec des « bel-air ». Un premier chantait : « Mademoiselle comment tu t'appelles ? » Le groupe reprenait en chœur : « Je m'appelle Lolita... » Les couplets égrenaient les bons et mauvais événements de la journée.

Avec une journée d'avance on installa un bivouac à mi-hauteur d'une colline qui descendait sur les rives du Petit Inini. On fit un coin feu, des toilettes et un trou pour enterrer les déchets. Une tâche nous attendait. Nous devions déboiser le haut de la colline afin d'ouvrir une clairière suffisante pour permettre à l'hélicoptère de se poser. Nous attendions le ravitaillement. L'hélicoptère devait aussi amener le médecin qui me relèverait. Nous mangeâmes groupés autour du feu. La veillée dura tard dans la nuit. Il n'y avait pas à reprendre la piste le lendemain. La conversation tourna autour de la nourriture. Chacun s'attarda à décrire son plat préféré. Tandis que nous mangions sans plaisir le reste de nos rations, la discussion s'orienta sur les pâtes à la carbonara, le cassoulet, le petit salé aux lentilles, le rougail-saucisse. Chacun se régalait du récit des autres. Ensuite ce fut le défi de chanter les génériques des séries télévisées des années 1970. La soirée fut joyeuse. Puis chacun alla se coucher et le silence se fit.

C'est au milieu de la nuit que se produisit l'inattendu. Des hurlements me réveillèrent. Une intense frayeur saisissait le camp. J'étais entouré de cris, incapable de comprendre ce qui se passait. « Là ! Là ! » criaient des soldats. « Où ? Où ? », « C'est quoi ? » hurlaient les autres. J'essayais de rester calme. Mes mains tremblaient. Mon cœur tapait dans ma poitrine. Ses battements emplissaient mes oreilles. Je cherchai la lampe de poche. Je l'allumai et ne vis que la moustiquaire qui entourait le hamac. Je dégageai le voile. Je mis mes jambes dans le vide. La priorité était de se mettre debout pour être prêt à fuir. Est-ce que le sol était sûr ? Quel était le danger. Était-ce une bête ? Un jaguar ? « Là ! C'est là ! » cria une voix. En fonction des cris, je devinais une menace qui tournait dans le bivouac. J'éclairai mes chaussures. Elles étaient où je les avais posées avant de me coucher. Je pris la précaution de les inspecter avant de les enfiler. Étaient-ce des fourmis qui avaient envahi le bivouac ? Des singes hurleurs qui pillaient nos victuailles ? Le calme revint lentement à mesure que chacun allumait sa lampe ou des bougies. De minute en minute, les gestes de l'équipe se coordonnèrent. La première action fut de rallumer le feu qui s'était éteint. Les flammes éclairèrent le camp. Le sentiment de sécurité revint. Quelques soldats affirmèrent avoir vu la silhouette d'un gros animal. Ce bref mouvement de panique aurait pu avoir des conséquences terribles. Si l'un d'entre nous s'était enfui dans les bois en pleine nuit il aurait pu ne jamais retrouver le bivouac. S'il avait fait usage de son arme, il aurait pu blesser un camarade. Cet épisode nous laissa épuisés. Nous prenions conscience de l'ampleur de notre vulnérabilité.

Le lendemain, les équipes se succédèrent pour le travail au sommet de la colline. Les arbres furent coupés et débités à la tronçonneuse. Il ne fallait pas laisser de branches traîner au sol. Le souffle des pales de l'hélicoptère pouvait les projeter haut et loin. L'année précédente, dans des circonstances identiques, un officier avait subi un grave traumatisme cervical. Il était passé à deux doigts d'une paralysie définitive. À la fin de la journée, la zone de poser était prête. La soirée fut plus calme que la veille au soir. Le dîner se fit à voix basse. C'est à ce moment qu'un caporal nous fit une confidence. Il donna l'explication de la panique de la veille. Il avait fait un cauchemar. Il rêvait qu'il se battait avec un anaconda. Dans son sommeil, il avait poussé un hurlement et s'était débattu. Sa gesticulation l'avait fait tomber de son hamac. Ligoté dans la moustiquaire il avait poussé des grognements pour se dépêtrer. Son cri et ses grognements avaient affolé ceux qui étaient près de lui qui s'étaient à leur tour mis à crier. La banalité de l'événement déclencheur et la brutalité de la réaction nous laissèrent inquiets. Pour que cet événement ne se reproduisît pas, des ordres furent donnés pour que le feu restât alimenté toute la nuit. Un tas de bûches fut préparé. Il n'y eut pas d'incident la nuit suivante.

Le lendemain fut une journée morne. Nous fîmes des allers-retours entre le bivouac et le sommet de la colline pour attendre l'hélicoptère qui ne vint pas. À 16 heures, nous apprîmes qu'il ne décollerait pas de Cayenne en raison du brouillard. Il vint le surlendemain. Ce fut comme une fête. Les affamés se jetèrent sur le ravitaillement. Il y avait du poulet froid et du jambon au déjeuner. Mon remplaçant était là. Les consignes furent transmises. Je lui laissai mon équipement et je montai dans l'hélicoptère qui décolla en reculant pour ne pas heurter les arbres. Ce fut un soulagement. Vu du ciel, notre parcours sous les feuilles me parut dérisoire.

Vadrouilles sur le Maroni

Guiana est un mot de la langue arawak qui signifie «terre d'eau abondante». Dès leur arrivée sur le continent sud-américain, les colons se partagèrent les terres en utilisant les cours d'eau pour délimiter leurs conquêtes. Ils choisirent un fleuve pour séparer la Guyane française de la Guyane hollandaise. De sa source jusqu'à la mer, ce fleuve avait des noms différents, Litani, Lawa puis Maroni. Pour les populations qui étaient déjà sur place, les Amérindiens, comme pour celles qui s'installèrent ensuite, les Bonis, ce fleuve est un lieu de vie. C'est une voie de circulation et d'échange. Des personnes prospèrent dans l'épaisseur de cette frontière. Au-delà des rives, de part et d'autre du fleuve, ce n'est qu'une jungle inhospitalière. Le Maroni fait six cents kilomètres de long. Hormis à son embouchure, il est impétueux. Son débit moyen est dix fois supérieur à celui de la Seine. Il est difficilement navigable. Par endroits, il s'accélère et devient dangereux. Les seuls bateaux capables de le parcourir sont des pirogues creusées dans des troncs d'arbres. Les maîtres du fleuve sont les Bonis. Ils en connaissent les secrets. Pour eux, ce cours d'eau n'est pas une frontière. C'est une route.

Pour assurer les patrouilles fluviales, le bataillon avait engagé des piroguiers bonis. Ils étaient caporaux, sauf Mano qui avait le grade de caporal-chef. On m'indiqua qu'il avait 65 ans. Sous ces tropiques, l'état civil était invérifiable. Mano était un homme de petite taille. Il émanait de lui une autorité naturelle. Il inspirait le respect.

Le détachement de Saint-Jean disposait de plusieurs pirogues. Les fileuses étaient courtes et rapides. On les utilisait pour les patrouilles. Les porteuses étaient longues et servaient au transport de marchandise pour approvisionner les postes d'Apatou et Bois-Martin ainsi que les gendarmeries de Grand-Santi et Maripasoula. Les piroguiers étaient deux par embarcation. Il y avait à l'avant celui qui guidait la pirogue. Il tenait un long bâton, le *takari*, avec lequel il sondait le fleuve. Il dirigeait l'action du second, le motoriste. Celui-ci était à l'arrière, la main sur la poignée du moteur. Il adaptait la force et la direction de la propulsion. Il avait les yeux rivés sur le guide qui effectuait des gestes précis de la main dont il suivait les commandements.

En fin d'année les pluies avaient été abondantes. Le niveau des eaux était remonté. Une mission fluviale fut préparée pour approvisionner les postes puis aller le plus loin possible en amont du fleuve. Je fus désigné pour accompagner le groupe.

Dès le départ je fus happé par l'ambiance. Au lever du jour, sur la petite plage de Saint-Jean qui servait de base fluviale, les piroguiers avaient préparé deux porteuses et une fileuse. Le Maroni coulait doucement. Nos sacs étaient chargés. Nous attendions la décision de Mano pour embarquer. Il se fit apporter une bouteille de rhum. Il en remplit un verre, puis il se dirigea vers une stèle de ciment. Le monument avait été érigé en mémoire d'un accident survenu dix ans plus tôt. Un sergent avait péri noyé. Mano s'accroupit au pied du bloc de béton et versa doucement sur le sable le contenu de son verre. Il murmurait des mots que nous ne comprenions pas. Il n'y avait pas d'autre bruit que le clapot des petites vagues sur les pirogues. Ensuite Mano se releva et but d'un trait le fond de son verre. Il se tourna vers notre équipe. Tous se mirent à me regarder. J'étais le plus gradé. Je compris que je devais à mon tour faire une offrande. Mano me tendit le verre qu'il remplit de rhum. J'imitai ses gestes. Je versai doucement le liquide dans le Maroni. Je demandai aux esprits du fleuve de nous protéger. En me relevant je regardai Mano. Il m'avait observé comme l'ensemble des piroguiers. Son visage n'exprimait rien. La mission pouvait commencer. Je montai dans la fileuse. Nous partîmes.

Nous étions six dans la pirogue de tête. Mano à l'avant, l'adjudant-chef derrière lui, l'opérateur radio, moi-même, le mécanicien spécialisé dans les moteurs hors-bord et Gaby le motoriste. Gaby était un homme jeune. Durant toute la mission, je ne crois pas l'avoir entendu s'exprimer, sinon par de rares onomatopées pour répondre à Mano. Sur le fleuve, les Bonis étaient silencieux. Je compris plus tard pourquoi. Durant les phases de transit, seuls Mano et Gaby s'activaient. Les passagers étaient passifs. La besogne qui nous revenait était, à intervalles réguliers, d'écoper l'eau qui s'accumulait à nos pieds. Le fleuve était calme, le soleil tapait dur. Après deux heures de navigation nous atteignîmes Apatou. Le lieutenant qui tenait le poste me présenta les soldats malades. Je fis le point des médicaments avec l'infirmier. Les militaires firent un exercice d'alerte. Le déjeuner fut avalé à la hâte et nous reprîmes la navigation. La première difficulté fut le saut Hermina. Dans le jargon fluvial, un saut est un endroit où le fleuve se transforme en de multiples torrents à cause de l'irrégularité de son lit. Il fallait franchir de puissantes vagues sans heurter les rochers qui dépassaient. Mano fit sinuer la pirogue. Gaby fit rugir le moteur. Le premier saut fut franchi et nous pûmes reprendre une course régulière. Je regardais défiler les rives du Suriname. Les maisons étaient peintes en blanc. Les pontons étaient plus réguliers, les escaliers de terre mieux tracés. Nous croisâmes des dragues qui récoltaient le sable aurifère du Maroni. Deux heures de plus et nous arrivâmes à Bois-Martin. Le fret fut transporté au moyen d'un treuil mécanique. Il fallut gravir deux cents marches creusées dans la glaise pour arriver en sueur et essoufflés au sommet du piton. La halte fut brève. Je consultai le registre de l'infirmier et fis le point sur le matériel médical.

Nous reprîmes le fleuve pour aller plus en amont. Devant nous le ciel se chargeait de hauts nuages que le soleil faisait rayonner. Notre passage faisait s'envoler des aigrettes blanches et des martins-pêcheurs aux ailes bleues. Par endroits le fleuve se resserrait, son débit se faisait plus rapide, sa surface se tourmentait. La pluie se mit à tomber. Nous enfilâmes nos ponchos. Sous l'averse, Mano sondait le fleuve avec son bâton. Il nous faisait passer entre des rochers que nous ne pouvions pas voir. Il était dressé à l'avant. Je voyais sa silhouette qui se découpait dans le ciel. Il avait mis sa cape et son chapeau de brousse. Il travaillait en silence. De la main il guidait le motoriste. Les trois pirogues passèrent en file indienne. On m'expliqua que les Bonis évitaient de réveiller les esprits du saut. S'il y avait trop de distance entre les pirogues, le bruit de la première pouvait réveiller un mauvais génie qui aurait le temps d'attaquer celles qui suivaient. C'était l'explication de leur silence et de leur attention à ce que les embarcations restassent groupées. Je compris que le Maroni était habité par des présences qu'il fallait éviter de déranger.

À 17 heures nous arrivâmes aux îlets Loca, première étape de la mission. Nous nous installâmes dans un carbet de passage.

Dans chaque village, il y avait un toit pour le voyageur qui voulait passer une nuit. Je vis une vieille femme qui faisait cuire du couac, l'aliment de base des Bonis. Elle montra comment la racine de manioc était râpée puis essorée pour en laisser sourdre la liqueur toxique. Le produit sec était ensuite jeté sur une tôle brûlante et remué jusqu'à se transformer en une grossière semoule. Ses gestes n'avaient pas d'âge. Je voulus prendre une photo. Dès qu'elle vit l'appareil, la vieille femme s'esquiva et mit à sa place une jeune fille qui s'empressa de prendre la pose. L'ambiance dans ce village était heureuse. Les habitants étaient curieux. Ils s'approchaient et nous observaient. Les enfants demandaient qu'on leur montrât notre matériel. Dans la soirée, Mano me fit appeler. Il voulait me présenter au chef du village. Celui-ci me demanda d'examiner sa fille. Mano traduisit : « Elle n'a pas vu la lune depuis longtemps. » La consultation fut brève, dans l'obscurité d'un carbet. La jeune fille ne dit pas un mot. Je palpai son ventre. Elle était enceinte de six mois. Il y eut un long conciliabule entre les vieilles femmes présentes. La jeune fille n'avait pas de mari.

Les coqs nous réveillèrent. Il était 4 heures et demie. Le village était encore endormi lorsque la navigation reprit. Nous avions quatre sauts devant nous. Le Pouligoudou était le plus redouté. Il fut franchi sans difficulté. Mano sondait le fond avec son bâton. Il prenait appui pour pousser la pirogue puis plongeait dans l'eau qui bouillonnait. Il orientait l'avant du bateau. Gaby accélérait. Avec leurs efforts l'embarcation grimpait doucement. Par moments, nous descendions pour faciliter le franchissement. Après chaque saut, le fleuve s'élargissait et retrouvait son étendue. Les villages défilaient. Les femmes avaient les jambes dans l'eau pour laver du linge ou pêcher le repas du midi. Dans chaque village, les cabanes de bois étaient groupées autour d'un arbre immense, un fromager au tronc blanc qui faisait deux fois la hauteur des palmiers. Juste après un saut, un piroguier signala un iguane dans un arbre. Demi-tour. Mano se fit apporter le fusil. Il abattit l'animal qui tomba dans l'eau. Il fut récupéré tout de suite. Pour les Bonis, c'était une viande de choix. Nous nous arrêtâmes à Providence, un village abandonné. Il fallait reconnaître une ancienne zone de poser d'hélicoptère envahie par la végétation. Nous passâmes derrière l'île Stoleman, bastion des rebelles surinamiens. Ils étaient reconnaissables à leur béret orange. À la vue du fanion tricolore de notre embarcation, ils nous laissèrent passer. Devant nous le fleuve prenait le nom de Lawa.

Nous fîmes halte à Grand-Santi pour la nuit. Joli village de cent trente âmes. Nous fûmes accueillis par son seul gendarme. Il était dans la deuxième année de son affectation. Il nous invita chez lui. Il montra avec fierté la chaîne haute-fidélité qu'il faisait fonctionner grâce à un groupe électrogène. Il expliqua qu'il voulait rester une année de plus. Il venait de divorcer. Il avait demandé ce poste pour mettre à distance ses problèmes affectifs et financiers. Je l'observai et me demandai comment cet homme, à moitié « guyanisé » avec sa chemise d'uniforme, son short de sport et ses claquettes, pourrait se réadapter à la rigueur de la vie en brigade. Je passai la soirée à me détendre avec un bain dans le Maroni. Nous prîmes notre repas chez Papa Denis, un métis qui tenait une petite auberge. Il nous prépara un aïmara, un poisson à la chair tendre et goûteuse, qu'il présenta avec une sauce pimentée. Dans la salle de son restaurant, un ocelot dormait dans un coin. Près de là, un singe et un perroquet complétaient la ménagerie.

Aux premières lueurs du jour, j'entendis démarrer le groupe électrogène. Le gendarme fit hurler sa chaîne haute-fidélité. La population de Grand-Santi se réveillait aux sons d'une pop musique qui donnait envie de s'enfuir. Le fleuve restait large. Des rochers noirs et nus affleuraient. Les tourbillons signalaient des pièges. Le fleuve dessinait, à travers ses multiples bras, d'innombrables îlots entre lesquels les piroguiers choisissaient leur direction sans hésitation. Pour éviter les sauts comme le redoutable Lessé-Dédé ou le saut Cotica, ils prenaient des voies parallèles que nous ne pouvions pas deviner avant d'y être engagés. Dans le jargon du fleuve, ces passages étroits étaient appelés *bistouri*. Nous zigzaguions en territoire surinamien. Nous devions nous coucher dans la pirogue pour passer sous les branches qui recouvraient les flots. Nous avions le sentiment d'être dans une mission secrète. La journée passa à louvoyer entre des rochers et des arbres nains. Le ciel était dégagé. Des aras volaient en escadrille. Les grues blanches, sans bouger, nous regardaient passer. Des papillons virevoltaient, des morphos, des chinois-verts, des bleu-barrés. Avec la répétition des franchissements, les ennuis mécaniques commencèrent à ralentir notre allure. Ce fut d'abord la rupture d'une attache de moteur. Pendant la réparation, une femme vint en pirogue nous proposer des melons d'eau. À plusieurs reprises, la clavette de l'hélice céda après avoir heurté des rochers. Malgré ces difficultés, les sauts furent avalés par les longues pirogues. Nous déjeunâmes sur une île surmontant le Lessé-Dédé. À 16 heures, nous fîmes halte au lieu-dit L'Enfant-Perdu. La place était déserte. Les habitants étaient partis faire la fête à Maripasoula. Nous nous installâmes dans ce village silencieux. Avec le soleil couchant, les ombres s'allongeaient sur le fleuve. Ce fut un long moment de paix.

Le lendemain nous reprîmes la navigation. Nous fîmes des arrêts dans les différents villages enchâssés dans la forêt : Boniville, Assissi, Loca. À chacune des haltes je prodiguai des soins. Nous fîmes un arrêt à Papaïchton, la capitale du pays boni. Je découvrais deux carbets faits de planches vermoulues. À leur seuil, des bouteilles de bière intactes étaient enterrées. À l'intérieur, des crânes de bovidés étaient amoncelés au milieu de bandes de tissus décolorées et des bougies éteintes. C'étaient des lieux de culte abandonnés. Enfin nous arrivâmes à Maripasoula. Les habitations étaient en dur, étalées sur une aire vaste et dégagée le long du fleuve. Les maisons étaient groupées autour de fromagers majestueux. Il y avait un camp militaire. Nous y installâmes notre bivouac puis je visitai cette petite ville. J'y croisai les premiers amérindiens, indolents, fiers, silencieux, quasiment nus, vêtus d'un pagne confectionné d'une courte bande de tissu rouge retenue par une ficelle. Les hommes paressaient dans des hamacs. Les femmes épouillaient leurs enfants en tirant les lentes de leurs longs cheveux noirs et brillants. L'église, la mairie et la gendarmerie étaient alignées le long d'une l'allée de ciment sur laquelle circulaient de rares vélos. Dans un coin, je vis une arène destinée aux combats de coqs. Au sol traînaient des plumes, stigmates des combats de la veille. Un peu partout des poules couraient en piaillant, au milieu de quelques buffles et de rares moutons. Je découvrais des essences d'arbre. Des anacardiers qui donnaient les noix de cajou, des arbres à pain, des corossols, des bananiers et des palmiers maripas dont les fruits rouges tombaient en grappes.

À partir de Maripasoula, le fleuve en amont devenait le Litani. Seule la fileuse poursuivit la navigation. Nous nous arrêtâmes au village Crique-Inini. En marge des habitations bonis, il y avait deux cases indiennes : un simple plancher sur pilotis surmonté d'un toit de paille. Pas de murs. Des gamelles étaient suspendues au ras du sol. Les enfants et les adultes se prélassaient dans des hamacs et des filets à larges mailles. Je fus sollicité pour soigner des enfants. Ils étaient pudiques et craintifs à l'inverse des enfants bonis qui s'agglutinaient près de nous. Nous fîmes halte dans un autre village indien, sur la rive surinamienne du fleuve. Nous nous étions tellement enfoncés dans l'intérieur de l'Amazonie que cette frontière n'avait aucun sens. Je voyais leur mode de vie et j'en devins envieux. Ils incarnaient une communion avec la nature. Leur village était bâti sur un espace vaste et propre. Je voyais des animaux sauvages vivre sans entrave au milieu des humains. Je vis un homme prendre des fibres d'un ananas sauvage et tisser une solide ficelle. Il était quasiment nu. Je voyais des femmes filer du coton. Elles portaient des jupes du même tissu que les pagnes des hommes. Leur peau cuivrée était exempte de marques et de cicatrices. Tous paraissaient en pleine santé. Les femmes portaient des colliers de couleur. Les traits de leurs visages exprimaient la tranquillité. Leurs carbets étaient décorés de peintures qui symbolisaient des oiseaux multicolores. Leur mode de vie semblait paradisiaque.

Sur la route du retour, lors du bivouac, j'écoutai le chef de mission dicter le rapport du jour que le radio devait transmettre à Cayenne. Il indiquait qu'une pirogue s'était renversée. Les hommes avaient été secourus mais leurs paquetages avaient été emportés par les flots. Il me vint à l'esprit la possibilité d'une disparition. J'avais entendu des récits de métropolitains qui s'étaient effacés de la société occidentale pour se fondre chez les Amérindiens, comme celui d'André Cognat, qui avait reçu le nom d'Antecume après avoir été adopté par la tribu des Wayanas que je venais de quitter. Des pensées d'évasion occupèrent mon esprit. Lors des heures de pirogue pour retrouver Saint-Jean, j'imaginai ma vie chez les Indiens. Nous fîmes halte dans le village d'Assissi. J'y prodiguai des soins. J'observai un homme encore jeune aux gestes désordonnés qui poussait des cris. Un handicapé mental qui était toléré au milieu du village. Quelques fois les enfants allaient vers lui pour le sécuriser. La nuit tombée, au cours du dîner, Mano vint me voir. Deux jeunes l'accompagnaient. Le premier prit la parole. Mano l'écouta puis prit la main du second qu'il me présenta. C'était une main noire qui avait doublé de volume. Le poing était fermé. Les chairs étaient durcies. La peau était froide. L'homme portait cette main au bout de son bras comme un objet qui lui serait devenu étranger. Huit mois plus tôt, il s'était blessé avec son fusil. Il s'était fait accompagner en pirogue le matin pour arriver à ma consultation. Il accepta avec silence mon impuissance à le soulager. En métropole, il aurait bénéficié d'une amputation et d'un équipement prothétique. Je réalisai que la vie dans la jungle ne pardonnait aucune erreur. Mes rêves d'évasion s'évanouirent. De retour à Saint-Jean, j'allai voir Mano pour le remercier. Je lui offris mon couteau de poche. Nous discutâmes un long moment. Il me confia son étonnement. Il ne comprenait pas pourquoi des personnes aussi équipées que nous n'avaient pas le soin de se munir d'un gri-gri. Il me montra le sien : « Ça protège des balles de fusil. » Je ne sus que lui répondre.

CHAPITRE 3

Choses vues en Bosnie-Herzégovine

Soldats et conciliateurs

Après le séjour en Amazonie, je présentai le concours de psychiatrie. Je retrouvai l'univers du Val-de-Grâce. Ma vie professionnelle fut accaparée par des activités hospitalières. Dix années s'écoulèrent sans que j'eusse à remettre une tenue de combat. Je prenais connaissance des conflits par les militaires rapatriés sanitaires que nous recevions. L'intervention en ex-Yougoslavie transforma la conception de la guerre. On parlait désormais d'interposition et de maintien de la paix.

Pour cette mission, je retrouvai Georges. Nous étions de la même promotion. Nous avions pendant l'externat habité la même résidence. Nous avions partagé plusieurs activités dans lesquelles Georges excellait : la pratique des arts martiaux – Georges était ceinture noire d'aïkido –, l'univers des insectes – Georges pouvait donner le nom latin de n'importe quel insecte d'Europe. Nous avions l'un et l'autre un attachement maternel à la Bourgogne. Les fins de semaine, nous nous invitions mutuellement à partager les repas. Notre amitié était solide. Nous fûmes séparés par nos trajectoires militaires et hospitalières. Les années avaient passé. Georges était devenu un brillant anesthésiste. Il avait participé à la guerre du Golfe et revenait d'un séjour à Djibouti. Nous étions enchantés à l'idée de partager cette mission.

Le départ fut un jour ordinaire. Chaque geste suivait une routine. Nous déposâmes nos sacs dans le véhicule de service qui stationnait devant l'hôpital. Le médecin chef du Val-de-Grâce se déplaça pour nous assurer de son soutien. L'adjudant-chef des services administratifs nous remit les feuilles de route. Direction Orléans. Le chauffeur connaissait l'itinéraire. Nous étions indifférents à la route. Nous arrivâmes en milieu d'après-midi sur la base aérienne de Bricy. Nous fîmes enregistrer nos bagages pour le vol du lendemain. En soirée, nous prîmes le dîner au mess puis passâmes une heure devant nos ordinateurs. Georges, toujours aussi intéressant, me fit partager sa curiosité pour les structures fractales et les diagrammes de Mandelbrot.

Le lendemain au matin, nous rejoignîmes la zone d'embarquement. J'y retrouvai Roland, un autre compagnon de Santé navale, qui commandait la compagnie médicale du régiment de commandement et de soutien de Mostar. J'étais heureux de le revoir et il sembla partager cette joie. Il nous guida. Nous embarquâmes dans un C160 Hercules. Destination Dubrovnik sur la côte adriatique. Trois heures de vol dans le bruit et le froid, tassés entre la carlingue et le fret volumineux sur palettes. En fin de parcours, nous entendîmes un message du commandant de bord qui informait que nous étions détournés sur Sarajevo en raison des conditions météorologiques. « L'incertitude commence ! » pensai-je. Sur l'aéroport de Sarajevo, les températures étaient négatives. Les rafales de vent et les bâtiments en ruine donnaient une ambiance lugubre. Après un repas improvisé dans un hangar glacé, puis un piétinement prolongé dans le froid suivi d'une longue attente dans un car, nous démarrâmes. Direction Mostar. C'était parti pour trois heures de route. Chacun essuya la buée et se mit à regarder par les vitres. Les immeubles effondrés et les façades criblées d'éclats témoignaient des combats de rue qui avaient ravagé la ville pendant quatre ans. Les reconstructions commençaient à peine.

Le car quitta les faubourgs de la capitale. Des paysages défilèrent qui rappelaient le Jura. Des montagnes coiffées de neige encadraient des parcelles d'une campagne encore endormie par l'hiver. Les installations agricoles dataient d'un autre âge. L'aspect conique des meules de foin indiquait qu'elles avaient été dressées à la main. On devinait la modestie des paysans. Je voyais parfois dans un pré une vache gardée par un enfant ou une personne âgée assise à côté. Cette vache paraissait être leur seul bien. Nous suivions les contours de la Neretva. L'eau qui cascadait était d'un vert intense qui mettait de la beauté dans ces paysages. Plus loin nous traversions des villes en lambeaux. Des quartiers entiers étaient intacts, d'autres étaient dévastés. Une maison sur trois était en ruine. Par endroits les pylônes électriques étaient pliés en deux. L'électricité n'était pas revenue. L'aspect sanitaire était déplorable. Les ordures étaient jetées à même le caniveau. Des lambeaux de plastique volaient çà et là pour habiller les arbres nus. Un peu partout le vent balançait des panneaux rouges triangulaires attachés à des fils qui avertissaient des champs de mines. Les cimetières étaient abandonnés aux herbes folles. Par endroits, des églises ou des mosquées étaient éventrées. Ces paysages désolés nous serraient l'âme. Chacun avait le nez à la fenêtre. Nous ne parlions plus.

L'histoire de la Bosnie permet d'en comprendre la complexité géographique. Au fil des siècles, trois peuplements distincts s'y étaient fixés. Les Croates établis à l'ouest et au sud étaient des Méditerranéens catholiques. Ils écrivaient avec un alphabet latin. Les Serbes occupaient le nord et l'ouest du pays. Ils étaient slaves, de religion orthodoxe et écrivaient en caractères cyrilliques. Les Bosniaques étaient musulmans, installés au gré des avancées de l'Empire ottoman. Les inscriptions religieuses étaient en alphabet arabe.

Cinq siècles de rivalité entre l'Empire austro-hongrois et l'Empire ottoman avaient généré des migrations internes. Ces populations se trouvèrent emmêlées sans être mélangées. Il y avait ainsi des minorités enclavées dans des territoires majoritairement occupés par une autre communauté. Le pays ressemblait à un damier irrégulier à trois couleurs. Seule la langue était commune. L'ensemble resta stable le temps de l'ère communiste, entre 1945 et 1989. La Bosnie était intégrée à la République fédérale de Yougoslavie. À la chute du régime, les premières tensions apparurent. Chacun voulut faire sécession. La fédération éclata. Les haines se réveillèrent. Les armes sortirent des coffres. Les voisins se firent la guerre. L'« épuration ethnique » commença. Les minorités martyrisées furent contraintes à tout abandonner. Au milieu de l'Europe, à moins de trois heures d'avion de chaque capitale, une autre capitale était assiégée et ses habitants affamés. Les témoignages de viols de guerre se multipliaient. Les charniers révélaient des crimes de guerre qu'on pensait ne plus voir sur ce continent. L'Organisation des Nations unies envoya les Casques bleus. Signés quelques mois avant mon arrivée, les accords de paix avaient permis un cessez-le-feu. Aux carrefours des routes, des militaires de l'OTAN casqués et armés se tenaient près de leurs engins blindés. Cette présence indiquait que le calme était précaire. Personne ne savait combien de temps la paix durerait.

Après une dernière série de virages, nous arrivâmes en vue de Mostar. Nous traversâmes la ville. Sur la ligne de front, tous les immeubles étaient détruits. Par endroits des graffitis s'effaçaient avec le temps : « *ZA BOSNU I HERCEGOVINU* », « *PEACE* », « *WHY ?* ». Ils rappelaient que le pacifisme est impuissant à empêcher les guerres. Le paradoxe de la Bosnie était là sous mes yeux : chacun déclarait qu'il ne voulait pas la guerre mais, lorsque les tensions furent là, les nationalistes se jetèrent dedans…

La sortie de la ville ouvrait sur une vallée. Au loin, nous aperçûmes le ruban rectiligne de la piste de l'aéroport. Un ensemble de bâtiments constituait l'état-major de la division multinationale sud-est. Nous passâmes devant les installations des armées marocaine et ukrainienne qui occupaient un ancien garage. Nous entrâmes dans le camp. Selon les emplacements, les tentes ou les baraquements étaient alignés ou bien en désordre. Ce camp était un patchwork de nationalités. Ces différences étaient indicatives des disparités militaires des armées constitutives de la division. On nous conduisit dans un réfectoire pour un dîner rapide. Une panne de courant nous obligea à finir notre assiette dans le noir. La tempête ne s'apaisait pas. Je logeai temporairement avec le dentiste. Je déballai mes affaires et me couchai dans un lit qui remuait tellement la baraque était secouée par les rafales de vent.

Cette nuit-là, selon les météorologistes de l'armée de l'air, la tempête souffla avec des rafales à deux cents kilomètres par heure. Le bruit du générateur et l'air desséché par le radiateur électrique poussé à fond rendirent la nuit inconfortable. Je me levai à l'aube, fis une rapide toilette, allai déjeuner avant d'accomplir les formalités d'arrivée. Ma place et mon rôle étaient définis. J'étais intégré à la compagnie chirurgicale mobile dont je constituais à moi seul la cellule médico-psychologique. La baraque dédiée aux consultations psychiatriques était à l'écart, entre les modules de l'hôpital de campagne et les conteneurs du ravitaillement sanitaire. Ce n'était pas l'emplacement idéal. J'eusse préféré un endroit discret. Tout le monde pouvait observer les allées et venues. Un consultant qui aurait souhaité un entretien psychiatrique ne pouvait venir me voir sans être repéré et identifié. Je décidai de ne pas m'y installer.

Derrière passait l'allée principale qui traversait le camp. C'était l'ancienne voie de roulage parallèle à la piste de l'aéroport. Les militaires la nommaient « allée des salutations » parce qu'on y croisait tout le temps des militaires d'autres nationalités. Le camp regroupait des militaires allemands, anglais, américains, belges, danois, espagnols, italiens, turcs, marocains. Nous ne connaissions pas leurs uniformes et réciproquement. Personne ne savait s'il croisait un supérieur hiérarchique. Dans l'incertitude, et pour ne froisser personne, il fallait saluer tout le monde. C'était pénible. On essayait le plus souvent de ne pas emprunter cette allée.

Au moment où je rejoignais l'hôpital de campagne, nous reçûmes la visite du général français qui venait de prendre le commandement de la division. À peine arrivé, son aide de camp lui indiqua qu'ils étaient en retard sur l'obligation suivante de son agenda. Dès les salutations échangées et les mains serrées, ils nous quittèrent dans une limousine blindée au moteur puissant et silencieux. Cette limousine était de fabrication française. Ce détail avait son importance. L'autorité numéro deux de la division était un général allemand qui avait une limousine blindée allemande. Il ne fallait pas avoir un véhicule inférieur en gamme. Le chef d'état-major de la division, numéro trois dans la hiérarchie, était anglais. Il avait, comme véhicule blindé toutterrain, le haut de gamme de l'industrie automobile britannique. Je devinai les rivalités entre les contingents participant à la mission internationale de maintien de la paix. Les principaux pays contributeurs étaient en compétition sur le plan de l'image internationale. La tension était forte sur un enjeu particulier. C'était à qui capturerait le criminel de guerre le plus recherché à cette époque, Radovan Karadzic, le premier et ancien président de la jeune République de Serbie, responsable des massacres de Srebrenica et du siège de Sarajevo. Quelques mois avant ma mission, une affaire glauque avait été révélée par la presse. Les généraux américains avaient mis en cause un officier français au moment où celui-ci pensait obtenir la reddition de Radovan Karadzic. La démonstration était faite qu'une nation pouvait saborder l'action d'une autre pour exploiter le profit politique de ses actions. Les chefs des soldats de la paix n'étaient pas des anges.

Avec Georges, nous allâmes nous présenter au chef de corps de la compagnie de commandement et des services. C'était un lieutenant-colonel de l'arme du train. Dans une mission comme celle-ci, nous étions sous la direction des logisticiens. Nous fûmes reçus avec décontraction. Il nous offrit un café et, devant une grande carte, nous présenta la situation. L'ex-Yougoslavie était morte. Vive la

Slovénie, la Croatie, la Bosnie-Herzégovine, la Serbie, le Kosovo et la Macédoine ! Cela avait permis de ramener les tensions sur une seule zone géographique, la Bosnie, où les forces internationales étaient stationnées pour « construire la paix ». Leur mission était de dissuader la reprise des hostilités. C'est le concept d'interposition. C'était une formulation simple pour une mission d'une grande complexité. Il fallait assister le retour des réfugiés, les protéger dans les zones où ils étaient minoritaires, contribuer à l'installation des élus, et empêcher les émeutes. En marge des actions de sécurité, les forces participaient au déminage et soutenaient les interventions du Tribunal pénal international.

La Bosnie-Herzégovine était partagée en trois zones militaires : une division sous dominance américaine au nord, une autre sous dominance anglaise au sud-ouest et la nôtre sous dominance française au sud-est. Elle avait été baptisée « division Salamandre ». On nous remit notre écusson vert qui figurait un dragon qui crachait du feu. Le symbole était fort. Peut-être trop par rapport à l'idée qu'on voulait donner de « soldat de la paix ».

Les accords signés deux ans plus tôt avaient fixé un calendrier politique. Sous la protection des Nations unies, les réfugiés qui le souhaitaient pouvaient revenir dans leurs villes d'origine. Ces retours déclenchaient des émeutes. Drvar était avant la guerre une ville composée à 97 % de Serbes. Après la guerre, la population était majoritairement croate. Un système de vote avait permis aux exilés serbes de voter lors des élections municipales ce qui avait conduit à la nomination d'un maire serbe. Les Croates s'opposèrent avec violence au retour des réfugiés. Ils mirent le feu au poste de police des Nations unies après avoir battu le maire serbe qui s'y était réfugié. Ils incendièrent un immeuble habité par des réfugiés serbes. Il y eut des morts. À Stolac, des émeutes opposèrent des Croates à des réfugiés bosniaques qui voulaient retrouver leurs habitations. Trente et une maisons furent détruites par des explosifs ou des incendies volontaires afin d'empêcher la réinstallation des exilés. Il fallut multiplier les patrouilles. Ces divers incidents mobilisaient les trente mille hommes de la force militaire internationale. Le mandat des forces de la paix était renouvelable d'année en année, selon des objectifs définis au cas par cas. On ne parvenait pas à imaginer une paix durable après notre départ. Rien qu'à Mostar, il existait deux bureaux de poste usant de deux monnaies différentes, éditant des timbres distincts, dans deux écritures incompatibles, latine ou cyrillique, pour deux régions géographiques aux limites hermétiques. Les Bosniaques ne s'aventuraient pas dans les quartiers croates et réciproquement. De petits groupes mafieux prospéraient, de trafic de voitures, de cigarettes, d'armes... Établir la paix semblait une mission impossible.

Les forces multinationales engagées en Bosnie étaient éparpillées à tous les carrefours d'une zone sensible. Autant dire un peu partout. Chaque nationalité participant aux forces de maintien de la paix disposait de ses propres postes de secours. Il n'existait que deux structures hospitalières au profit des forces multinationales. À Sarajevo, où se situait le poste de commandement des trois divisions, était installé un *Feldlazarett*. C'était un hôpital de campagne allemand, richement doté en moyens matériels, dont un appareil d'imagerie médicale en trois dimensions. À Mostar se trouvait notre compagnie chirurgicale modulaire, plus limitée en capacité d'accueil, mais offrant des performances techniques du niveau d'un hôpital français. Les autres contingents nationaux ne disposaient pas d'hôpitaux ni de psychiatres. Les Portugais avaient eu un temps une psychologue. Elle fut rapatriée peu après son arrivée sur le territoire pour un état dépressif.

Nous eûmes l'information que le président de la République allait venir. Jacques Chirac aimait les armées et elles le lui rendaient bien. Le jour dit, l'activité de l'hôpital fut restreinte pour que les personnels se rendent disponibles. Il y eut une intense animation sur l'aéroport pour sécuriser et accueillir les avions officiels aux couleurs de la République française. Selon la constitution de la Ve République, le chef de l'État est aussi le chef des armées. Il était accompagné du ministre de la Défense et du chef d'état-major, un général de l'armée de l'air qui avait choisi la base de Mostar pour y faire ses adieux aux armes. Le temps était au beau fixe. Le vent avait chassé les nuages. Nous fûmes groupés pour assister à la cérémonie et au discours du président. Il rendit hommage aux soixante et onze soldats français morts en ex-Yougoslavie et aux sept cents qui y furent blessés. Dès la première phrase, on pouvait entendre une nouvelle définition des missions des armées : « J'ai voulu vous rencontrer parce que vous accomplissez ici une mission essentielle [...]. Essentielle pour des populations qui, grâce à vous [...] réapprennent à vivre ensemble [...]. Essentielle pour la sécurité de l'Europe tout entière. » Il ne s'agissait pas de défendre les intérêts de la patrie. Le sol français n'était pas menacé. Les armées étaient engagées pour sortir un autre pays de l'état de guerre civile dans lequel il était enlisé. « Vous dessinez ainsi le nouveau visage de l'armée française, du professionnel, soldat et conciliateur. »

Dans une autre phrase, le président rappelait que les armées en Bosnie avaient pour mission de soutenir les initiatives diplomatiques. C'était ce rôle qui mettait nos forces en difficulté depuis le début de cette guerre. Les armées n'avaient pas l'initiative de l'action. Elles ne pouvaient pas riposter aux provocations. C'était la faiblesse du dispositif. Au début, les soldats de l'ONU étaient réduits au rôle d'observateur. Ils étaient impuissants. Ils furent régulièrement humiliés. C'est pourquoi les Serbes avaient pu si longtemps maintenir Sarajevo en état de siège, aller jusqu'à prendre des Casques bleus en otage pour neutraliser les forces d'interposition. Il apparut que le « soldat de la paix » était, quant à ses possibilités, peu adapté à sa mission.

Il y eut ensuite une réception dans un hangar d'aviation. Chaque unité était représentée par un officier, un sous-officier et deux militaires du rang. Le chauffeur de l'infirmerie fut sélectionné. Je le vis revenir excité et le visage marqué d'un grand sourire. Une grâce l'avait touché. Le président lui avait serré la main. Toute la soirée, il raconta son histoire. Il partit se coucher en déclarant qu'à partir de maintenant il ne laverait plus sa main.

Eux et nous

Georges avait souhaité prendre contact avec le chirurgien de l'hôpital de Mostar. Je l'accompagnai. Nous partîmes avec un chauffeur et un infirmier. En périphérie de la ville, nous arrivâmes à Velmos, dans l'entrepôt souterrain d'un ancien centre commercial. Ce n'était pas un endroit dans lequel on pouvait imaginer un hôpital. Les panneaux à l'entrée indiquaient que ces installations avaient été financées par la Suisse et l'Arabie saoudite. Une collaboration insolite entre la Croix-Rouge et le Croissant-Rouge. Le site était à l'abri des destructions. Sous les néons qui éclairaient ce vaste espace étaient alignées des baraques de chantier. Nous pûmes deviner leur fonction : un premier dédié à la réanimation, un second servait de bloc chirurgical, un autre de laboratoire de biologie, un autre de pharmacie. Plus loin, un autre encore servait à la stérilisation. Nous fûmes accueillis par le chirurgien et la traductrice. Aucune coopération médicale ne pouvait se faire sans une traductrice, qui était comme une présence fantôme entre les personnels de santé bosniaques et nous. Le chirurgien était un homme calme au ventre proéminent. Il tirait sur son pantalon qui ne cessait de tomber. Ses lunettes de myope lui donnaient un air de grand-père. Il nous donna son nom. Bradko Hajdjarevic. Il nous proposa de l'appeler par son prénom, Bradko, qui signifiait « petit frère ». Cette précision le rendit immédiatement sympathique. Il nous fit visiter les lieux. L'ancien hôpital avait été détruit dès le début du conflit. Les équipes médicales poursuivaient leurs activités dans ce sous-sol qui servit d'abri pendant les bombardements. Un nouvel hôpital était en construction. Il ne serait pas opérationnel avant plusieurs mois. Comme souvent en temps de guerre, les installations provisoires sont appelées à durer. Lorsque nous passâmes devant les blocs chirurgicaux, nous dérangeâmes des chats qui semblaient chez eux. Ils partirent se cacher. L'humidité des lieux renforçait l'odeur d'urine laissée par ces animaux. Les personnels semblaient s'accommoder de l'état sanitaire de cet endroit. En temps de guerre un problème, s'il ne peut être traité, cesse d'être un problème. Si quelqu'un faisait une remarque, il avait la même réponse : « On fait avec. » J'éprouvais une gêne, comme un sentiment de culpabilité de travailler dans des conditions sanitaires satisfaisantes alors que ce n'était le cas pour nos homologues bosniaques.

Je revins occasionnellement à Velmos. J'accompagnais Georges qui offrait de suppléer aux anesthésistes de Mostar. C'était une façon pour lui d'occuper sa semaine, tant étaient faibles les activités du bloc de l'hôpital du camp. Il m'initia aux protocoles d'anesthésie kétamine/curare. Comme il n'y avait pas de respirateur pour chaque intervention, j'assurais avec lui la ventilation au ballon des patients endormis. Peu avant la fin du séjour et pour nous remercier de l'aide que nous avions apportée, Bradko offrit de nous retrouver dans la vieille ville. Il nous fit visiter ces lieux qui étaient les siens. Nous partîmes de la passerelle qui remplaçait le célèbre Stari Most (« Vieux Pont »), ce monument quatre fois centenaire, solide et gracieux, qui avait donné son nom à la ville et qui s'était effondré sous les bombardements au début de la guerre. Nous devions imaginer un édifice qui n'existait plus. Durant la promenade, Bradko était reconnu par les habitants qui le saluaient avec respect et gratitude. Beaucoup de chirurgiens bosniaques avaient fui le conflit pour mettre leurs familles à l'abri. Lui était resté. Dans ce cœur historique de Mostar, Bradko nous fit découvrir, derrière de vieilles maisons, un autre vieux pont, plus petit que celui qui avait été détruit. Ce fut une réjouissance. Puis il nous installa dans la cour d'une petite échoppe turque, à l'ombre d'un mûrier, au bord de la Neretva. Nous prîmes le café. Il nous fit une confidence désabusée : « Nous opérons autant aujourd'hui que pendant les combats. » Il nous expliqua que les jeunes, longtemps confinés par le couvre-feu, se relâchaient le soir avec des alcoolisations et des courses de voitures. Les accidents de la route maintenaient à un haut niveau le nombre de morts et de blessés qui arrivaient à Velmos chaque semaine. Bradko nous quitta au moment où le serveur nous offrait un verre de pelinkovac, un apéritif anisé. Nous restâmes pour déjeuner d'un cevapcici, plat traditionnel à bases de boulettes de viande délicieusement assaisonnées. Au moment de partir, remontant la ruelle en pente, j'observai une scène insolite. Un vieil homme au visage tourmenté tractait avec du fil de fer et à grands bruits la souche d'un arbre qui frottait sur les pavés derrière lui.

L'aide médicale gratuite aux populations était une activité marginale. Notre raison d'être en Bosnie était le soutien des forces multinationales. Il n'était pas dans nos attributions de suppléer aux structures sanitaires du pays. Cependant, les demandes des réfugiés et le temps libre lié au calme des opérations militaires amenèrent mes prédécesseurs à programmer des missions d'aide humanitaire. Je n'avais aucune connaissance des circonstances qui avaient présidé à la mise en place de cette aide. Je ne pouvais que constater une activité répétée à laquelle on m'invitait à participer. J'y allai en aveugle. Tous les quinze jours, nous passions une journée à Gradac, dans un centre de réfugiés croates. Nous quittâmes Mostar au petit matin, direction le sud en minibus. Nous suivîmes la vallée de la Neretva. À Capljina, nous fîmes halte pour faire monter une traductrice. Nous fîmes rapidement les présentations. Vingt ans plus tôt, Jasmina avait été jeune fille au pair en France, à Paris, rue du Cherche-Midi. Parlant l'italien, le français et le russe, elle avait travaillé dans une agence de tourisme jusqu'à la guerre. Elle était née à Mostar. Catholique, elle s'était mariée à un musulman, comme huit couples sur dix en Bosnie. Son mari était professeur de droit et travaillait dans l'entreprise publique d'électricité. Ils avaient deux filles âgées de 16 et 18 ans. Jasmina n'en dit pas plus. Nous ne lui posâmes pas de question. Nous comprîmes que cette guerre déchirait sa famille.

Le long de la route, Jasmina nous présenta les villes que nous traversions. Nous longeâmes des files interminables de camions arrêtés, puis traversâmes le point de passage entre la Bosnie et la Croatie. Nous passâmes Komin, une ville pittoresque coincée entre la rivière et la colline, une ville sans voitures. Les habitants y circulaient en barque. Jasmina expliqua qu'il y avait des barques pour le transport des nouveau-nés, que les cortèges de mariage se faisaient en barque. J'observai, le long d'un sillon d'eau entouré de joncs, une vieille femme vêtue de noir pousser sur son long bâton pour faire avancer son bateau chargé de légumes. Nous traversâmes le delta du fleuve au milieu des champs et des vergers. Le paysage était enchanteur. Parvenus à la mer, nous passâmes à l'infirmerie de la base de Ploce pour embarquer le médecin du détachement. Gradac était quinze kilomètres plus loin. Le centre de réfugiés était installé dans un ancien bâtiment touristique, à quelques pas de la mer. Le site était idyllique. Le bâtiment était dans un état avancé de décrépitude. Ce n'était pas la guerre qui avait laissé les murs dans cet état, mais la négligence du gouvernement local qui regardait les réfugiés comme des malheureux qui devaient se débrouiller seuls pour entretenir au fil des ans une infrastructure conçue pour héberger quatre fois moins de personnes. Le premier contact fut avec les enfants qui jouaient dans le couloir. Ils étaient gais et bruyants, indifférents à nos allées et venues. La consultation commença dans une chambre qui servait de bureau et de pharmacie en même temps. Le médecin du détachement d'hélicoptère commença la consultation. Il retrouvait sur un cahier les notes des consultations précédentes. C'étaient des personnes âgées, usées par le diabète et l'hypertension. Jasmina l'aidait à identifier les noms. L'infirmier distribuait les médicaments qu'il avait préparés. Les médicaments venaient de France. Des organismes caritatifs en faisaient la collecte et l'armée les acheminait jusqu'à Mostar ou Sarajevo. On informa les réfugiés de la possibilité d'une consultation psychiatrique. Je m'installai dans un bureau voisin avec Jasmina. Il n'y eut pas beaucoup de consultants.

Je repérai des états d'épuisement anxieux lié à la guerre, à la perte des liens familiaux et la détresse matérielle. Les personnes âgées n'avaient pas les ressources physiques nécessaires pour reconstruire une vie. Elles parlaient de la mort comme d'une délivrance. La consultation psychiatrique terminée, j'attendis mes collègues. Je fis un tour sur la plage déserte. Le temps était doux. La mer était belle. L'air était plein d'iode. Le bruit des vagues sur les galets était apaisant.

Roland me proposa de l'accompagner à Nevesinje, un bourg proche de Mostar. Le maire avait fait la demande d'un cabinet dentaire. Nous avions de quoi le satisfaire. Un ancien fauteuil avec son équipement était disponible en France. Nous pouvions le mettre en caisse et le faire transporter par avion. Le technicien du service de santé de Mostar pouvait l'installer. Il ne manquait que les papiers. Les démarches administratives en temps de guerre ont un aspect absurde. Parfois un document manque et tout s'arrête ; parfois un document existe et n'empêche pas les destructions de se poursuivre... Pour que notre opération puisse aboutir, nous devions récupérer la demande officielle du directeur de l'hôpital pour la transmettre aux autorités françaises.

Nous franchîmes un col qui séparait la zone bosniaque de la partie serbe du pays. Au milieu de villages détruits, je voyais des vieilles femmes garder des moutons. Cette image pastorale insérée dans un paysage désolé donnait une ambiance étrange à notre déplacement. Nous arrivâmes dans une ancienne infirmerie. La guerre et la division du pays avaient transformé ce bâtiment vétuste en hôpital. Les plafonds tombaient. La peinture des murs s'écaillait. Quelques affiches modernes, en caractères cyrilliques, prônaient des recommandations sanitaires. Nous fûmes reçus avec gentillesse par les infirmières qui nous offrirent de l'alcool de prune et du café. Une femme médecin gynécologue se présenta. Nous entamâmes une conversation en anglais. La relation se noua. Nous pûmes échanger quelques informations. Elle nous fit la demande de progestatifs pour ses parturientes. Nous convînmes d'un prochain rendez-vous et reprîmes la route. Nous quittâmes le haut plateau, franchîmes le col et replongeâmes dans la plaine de Mostar. Je pus admirer Blagaj et les sources de la Buna. Un vieux fort ottoman en ruine attestait de l'ancienne puissance des maîtres des lieux. Nous fûmes de retour au camp, juste à temps pour manger.

Quelques jours plus tard, je repartis à Nevesinje avec Roland. Nous apportions des progestatifs auxquels le pharmacien avait ajouté des antibiotiques sous forme pédiatrique et des veinotoniques. La gynécologue et les sages-femmes nous accueillirent avec la même gentillesse. Nous reprîmes un café turc. Puis on nous conduisit dans un grand bureau. Un petit théâtre commença que nous ne pouvions comprendre. Pendant une heure, nous attendîmes. Tantôt le chirurgien nous tenait compagnie, échangeant quelques mots avec nous, en italien ou dans un espagnol approximatif, tantôt nous restions seuls. Quelques hommes entraient dans la pièce, sans même murmurer un salut. Le chirurgien nous expliqua qu'il avait beaucoup de problèmes avec le *bosniac syndrom*. Les anciens combattants étaient irascibles, impatients, refusaient d'entrer dans un programme de soins, présentaient des problèmes psychosomatiques importants, notamment des troubles hypertensifs. Une femme entra, la surveillante, nous fit-on comprendre. Elle ne nous regarda pas. Elle essaya de téléphoner. L'appareil posé sur le bureau était d'un modèle récent, avec télécopie, offert par une organisation caritative internationale si l'on se référait au gros autocollant posé dessus. Mais si moderne qu'il fût, cet appareil ne servait à rien. Les lignes téléphoniques, endommagées lors de la guerre, ne fonctionnaient pas. La secrétaire entra. Elle se présenta. Elle s'appelait Buba. Elle sortit de la pièce avec un sourire que nous comprîmes comme un : « Je reviens tout de suite. » Nous renouvelâmes au moins cinq fois notre demande. Nous attendions que nous fût remise la lettre du maire permettant de lui faire la cession d'un fauteuil dentaire. Nous reçûmes l'information que cette lettre était prête et que le directeur de l'hôpital devait nous la remettre. Nous ne pouvions pas savoir si nous avions été entendus. Nous comprîmes tantôt que le maire était absent, tantôt qu'il allait arriver. Une nouvelle heure passa. Puis, d'une façon inattendue, un jeune homme entra et jeta avec dédain une enveloppe bleue qui atterrit sur la table. Elle contenait la lettre demandée. Nous en fûmes presque surpris. Chacun fut satisfait et nous pûmes reprendre la route.

Un matin, le pharmacien me proposa de l'accompagner à Potoci, quelques kilomètres en amont de Mostar. La direction des opérations civilo-militaires souhaitait que nous prenions contact avec le médecin responsable du dispensaire. Ces opérations auprès de la population locale visaient à favoriser la paix. Sur la base de Mostar, les forces françaises avaient installé une station de radio qui diffusait des messages pacifiques. Les interventions médicales faisaient partie de cet effort. Sur place, le médecin nous accueillit. C'était une femme. Elle nous exposa l'état sanitaire des quinze mille réfugiés installés dans des ruines. Ils recueillaient l'eau de pluie et s'en servaient pour les lessives comme pour l'alimentation. Elle demandait notre intervention pour lutter contre une épidémie d'hépatite.

Les instances de la police internationale mises en place par l'Organisation des Nations unies sollicitèrent un médecin du camp pour examiner deux détenus bosniaques de la prison croate de Mostar qui s'étaient plaints de mauvais traitements au poste de police. Ils revenaient sur leurs aveux. Ils déclaraient qu'ils avaient avoué sous la crainte des coups. Je fis équipe avec Pascal, le médecin du groupement médico-chirurgical. Un interprète, bosniaque, nous accompagna. Il parlait anglais. Nous traversâmes Mostar. La prison se situait sur la ligne de démarcation, qui se matérialisait par des ruines envahies de hautes herbes masquant les carcasses de voitures. Nous fûmes reçus par le directeur de la prison. Ils étaient trois dans le bureau. Nous leur serrâmes les mains que je ne pus m'empêcher d'examiner. Elles étaient énormes. Je pensai qu'ils pouvaient broyer nos doigts s'ils le voulaient. Ils commencèrent d'un ton vif par expliquer qu'ils n'étaient pas responsables des exactions commises dans leur établissement. Lorsque l'interprète corrigea qu'il s'agissait de constater les traces des sévices subis au commissariat et non en prison, ils se détendirent, nous sourirent et nous offrirent un café. Ils nous firent monter à l'étage. On nous désigna une cellule vide pour servir de cabinet médical. Le premier détenu nous fut amené. Sans rien demander, le gardien s'assit à côté de lui. Le gendarme de la police internationale sortit en l'emmenant. Nous fûmes enfermés. Le détenu s'apaisa et nous pûmes commencer l'entretien. Le jeune raconta son histoire. Il tremblait. Cela se vit lorsqu'il alluma la cigarette donnée par l'interprète. Il avait peur. Il s'était caché pendant la guerre. Il était maintenant dans les mains de ses ennemis d'hier. Nous lui expliquâmes que nous avions pour charge de constater les traces des sévices qu'il avait pu subir. Il indiqua qu'il avait reçu des coups du plat des paumes sur les joues, de bas en haut, pour heurter la pommette. L'examen de la bouche objectivait des érosions muqueuses en regard des dents. Le certificat rédigé fut remis au détenu qui le donna ensuite au gendarme de la police internationale. Le second détenu nous fut amené. Il était obèse. Il déclara d'emblée qu'il ne se plaignait de rien. Le certificat ne fut pas long à rédiger. Pascal eut un doute. Il redemanda son nom au détenu. Surprise de l'interprète : ce n'était pas la bonne personne. Il sonna. Le gardien nous ouvrit la porte de la cellule. Le gendarme de la police internationale était dans le couloir. L'interprète lui expliqua que ce n'était pas le bon détenu. Le gendarme demanda où se trouvait le deuxième détenu ayant porté plainte. On lui répondit qu'il n'était pas dans la prison. On demanda la liste pour le vérifier... Il n'était pas dessus. Le gendarme promit de revenir le demain pour vérifier.

Les sollicitations pour des missions ponctuelles furent nombreuses. À vingt kilomètres de Nevesinje et mille mètres d'altitude se trouvait le village de Luka. Le paysage était joli. Les installations agricoles rappelaient la campagne française du XIXe siècle. La vie paraissait paisible et la guerre si loin. Nous étions sollicités pour une assistance médicale et dentaire. Le dentiste nous accompagnait avec son équipement. Une petite foule s'agglutina devant sa porte. On comprit que ces gens n'avaient pas eu accès à des soins dentaires depuis plusieurs années. Les adultes regardaient le dentiste avec espérance, les enfants avec crainte. Une petite fille blonde vint nous voir et déclara que, comme sa grande sœur avait pleuré, elle n'irait pas se faire soigner les dents. À la pause déjeuner, nous sortîmes nos boîtes de ration. L'interprète nous apprit que la boîte de ration française était la meilleure comparée aux rations anglaises, allemandes ou américaines. Durant le siège de Sarajevo, ces boîtes se vendaient 30 deutschemarks au marché noir. Dilué dans une grande soupe, son contenu pouvait nourrir une famille pendant deux jours.

Une autre mission nous conduisit à Jablanica. Une grande ville à mi-chemin entre Mostar et Sarajevo. Nous fîmes la route sous le soleil. Nous passâmes à côté d'un pont métallique effondré, vestige historique de la Seconde Guerre mondiale. Notre intervention se fit dans un camp de réfugiés et non dans une école ou un hôtel. Des enfants jouaient, des parents se traînaient sous la chaleur. La paix n'était qu'apparente. Une vieille femme réclama des boîtes de médicaments, expliquant que sans ces boîtes, elle ne pourrait se faire respecter comme malade par les autres femmes du camp. Une autre racontait doucement, presque silencieusement, qu'elle avait sept enfants avant la guerre, qu'elle en avait perdu cinq et qu'elle devait s'occuper des petits-enfants orphelins de leurs parents. Je repensai aux maisons incendiées, criblées de balles, éventrées, écrasées, minées...

La vieille femme me serra longtemps la main au moment de partir. Elle me regarda doucement, cherchant mes yeux, sans un mot, comme pour garder en elle le regard que je lui retournai. Ce fut difficile de me détacher d'elle.

Ljiljana

Deux fois par mois, je rejoignais sur la base de Rajlovac, dans la banlieue de Sarajevo, le médecin de la brigade franco-allemande. À la demande du Haut-Commissariat des Nations unies pour les réfugiés, il avait mis en place une assistance médicale au profit des populations déplacées. Le premier site était Lukavica, un quartier éloigné du centre-ville. Nous partions en convoi. Lui devant avec son infirmier dans une ambulance neuve de fabrication allemande. Je le suivais avec mon chauffeur dans un véhicule tout-terrain moins confortable et déjà fatigué. Pour y accéder, nous devions franchir une ligne de démarcation. Des forces de police bloquaient le carrefour et vérifiaient l'identité des personnes qui passaient d'une zone à l'autre. Les voitures civiles ne franchissaient pas cette ligne. La plaque d'immatriculation de chaque voiture portait un écusson qui indiquait son camp d'appartenance. Ceux qui voyageaient en taxi descendaient d'une voiture bosniaque avec leurs bagages et montaient plus loin dans une voiture serbe. Les forces internationales œuvraient au rétablissement d'une communauté brassant les trois populations, serbe, bosniaque et croate. La réalité était que chacune empêchait l'autre de partager un même espace. Cette guerre n'avait fait que des perdants. Une scène me parut étrange. Je vis une famille de bohémiens s'approcher. Une dizaine de personnes, des femmes et des enfants. Ils portaient les vêtements multicolores. Ils avançaient en confiance. Les enfants sautaient et piaillaient. Ils franchirent la ligne de démarcation comme si elle n'existait pas. Aucun policier ne les inquiéta. Ils agissaient comme s'ils n'étaient pas concernés par cette guerre et, comme par un effet de miroir, ce conflit semblait ne pas les affecter.

Le centre de Lukavica était installé dans une ancienne école. Les locaux étaient vétustes mais propres. La consultation se déroulait dans une salle de classe. Les chaises et les bureaux étaient de petite dimension. De nous retrouver assis dans cette salle de classe renforçait l'impression d'être dans le passé. La traductrice présente s'appelait Ljiljana. Elle traduisait en anglais. Elle était respectée par les réfugiés. Elle nous raconta brièvement son histoire. Elle venait d'une classe sociale aisée. Après avoir enseigné l'anglais, elle avait travaillé dans une entreprise d'import-export. Elle avait fait partie des Serbes qui s'étaient opposés à cette guerre. Elle était restée dans la capitale et avait subi le siège imposé par son camp. Les mois passèrent. Puis les Bosniaques – elle dit les *Muslims* –, devenus majoritaires, l'expulsèrent de son logement et elle perdit son emploi. Je découvris qu'il n'y avait pas trois camps pour les populations de Bosnie-Herzégovine, mais six. Chaque camp était divisé en deux avec d'un côté les va-t-en-guerre nationalistes et de l'autre les pacifistes qui voulaient conserver une unité nationale. J'appris que le maréchal Tito, qui avait incarné la stabilité politique de ce pays, avait proposé que disparussent sur les pièces d'identité les mentions du groupe d'appartenance pour les fondre dans une seule : « Yougoslave ». Deux générations s'étaient succédé mais cette nouvelle identité n'avait pas effacé les anciennes. C'était comme un instinct. Les forces nationalistes débordèrent ceux qui voulaient rester unis. Les réfugiés de Lukavika étaient des Serbes de ce deuxième groupe, ceux qui restèrent aussi longtemps que possible dans Sarajevo avant de s'en trouver expulsés. Dans chaque camp, ceux qui s'étaient opposés à la guerre avaient perdu plus que les autres.

Dobar dan! Dovidzenja! « Bonjour ! Au revoir ! » La consultation commença. Un patient sur deux souffrait de troubles psychiques. Les maladies psychosomatiques étaient fréquentes. Je reçus un patient qui présentait sur la peau en dessous de chaque œil des plaques rouges alignées à la verticale apparues au début de la guerre. Elles semblaient des larmes de sang qui coulaient le long de ses joues... Après une consultation relativement courte – vingt-cinq patients –, nous fûmes invités à prendre un verre d'alcool de prune dans ce qui servait d'appartement à Ljiljana. Elle vivait dans ce centre de réfugiés.

Son logement était une pièce unique de quinze mètres carrés qu'elle partageait avec son fils. Il y avait encore trois semaines, elle la partageait aussi avec sa mère avant qu'elle ne décède. Elle souffrait d'un grave diabète et avait été amputée des deux jambes. Ljiljana nous raconta que sa mère avait été horrifiée lorsqu'elle avait vu les *Muslims* vider les tombes chrétiennes des cimetières de Sarajevo pour en jeter le contenu dans le fossé côté serbe. Ljiljana était employée comme traductrice au Haut-Commissariat des Nations unies pour les réfugiés. Elle côtoyait les représentants politiques et plaidait auprès d'eux la cause serbe, longtemps desservie par l'image de Slobodan Milosévic, qu'elle appelait « le Communiste ». Elle militait aussi pour que nous prenions la défense de sa communauté. Elle raconta que le président bosniaque, Alija Izetbegovic, avait écrit un manifeste annonçant la création de la ligne verte : l'islamisation du nord de la Méditerranée, de la Turquie en passant par l'Albanie, le Kossovo et la Bosnie-Herzégovine jusqu'en France. Elle lança une prédiction : « Aujourd'hui vous êtes ici pour nous aider à Sarajevo, demain nous viendrons vous aider à Marseille ! » Nous la quittâmes sous la neige. Nous récupérâmes notre voiture. Le chauffeur avait les oreilles rougies par le verre d'alcool à cinquante-cinq degrés qu'il avait bu jusqu'au bout, par politesse. Pas moi. Je pris le volant.

J'avais sollicité Ljiljana pour rencontrer mes homologues yougoslaves. Je partis cette fois-ci avec un médecin réserviste. Nous eûmes du mauvais temps tout le long de la route. Nous rejoignîmes Ljiljana à Lukavica. Elle était accompagnée d'un étudiant en anglais et d'une lycéenne qui devaient ensuite nous servir d'interprète. Nous partîmes pour Kasindo dans la banlieue de Sarajevo. C'était la veille de la Pâques orthodoxe. Personne ne travaillait. La neuropsychiatre n'était pas là. Nous croisâmes un chirurgien. Ljiljana m'indiqua qu'il avait une grande renommée. J'appris qu'il avait été détenu dans les geôles bosniaques durant sept mois. Il nous fit la demande de documents récents sur la chirurgie de guerre. Il préparait un livre. Nous partîmes ensuite pour Sokolac, dans la montagne, au cœur de la partie serbe de la Bosnie-Herzégovine. J'y trouvai des bâtiments neufs. Nous fûmes reçus par l'ophtalmologiste qui assurait la garde. Nous étions en fait dans les murs de l'hôpital militaire. À côté, dans des bâtiments vétustes, l'asile ressemblait à ce qui devait exister en France dans les années 1950. Quelques schizophrènes définitivement égarés erraient autour de la voiture, en quête d'une cigarette que je leur offris volontiers. Il y a une règle en temps de guerre : toujours avoir sur soi un paquet de cigarettes et un briquet, que l'on soit ou pas fumeur. Bien des tensions se défont avec le don d'une cigarette. Nous laissâmes un message au psychiatre pour une éventuelle rencontre ultérieure. Nous repartîmes dans une tempête de neige. Nous traversâmes Sarajevo par une petite route qui surplombait la ville. Nous passâmes à côté d'une vieille synagogue en cours de restauration.

Le jour de la Pâques orthodoxe, nous eûmes rendez-vous à 9 heures avec Ljiljana. Déjà présents, nous retrouvâmes l'aumônier protestant des forces françaises et son successeur, le pasteur Hiro, que j'avais déjà croisé douze ans plus tôt en Afrique. Nous étions invités à la célébration de l'office. Nous prîmes la direction de Pale, la capitale politique des Serbes de Bosnie. Le rassemblement se tint dans le vaste sous-sol d'une maison privée. La messe orthodoxe était conduite par Vojislav Carkic. C'était un homme de petite taille. La peau de son visage était pâle et chiffonnée. Il portait une maigre barbe rousse. Sa présence exerçait un effet magnétique sur les fidèles. Ljiljana m'expliqua qu'il était resté toute la guerre dans Sarajevo, circulant dans les tranchées au milieu des combattants. Il avait troqué sa mitre pour le bonnet de soldat. Il disait qu'il était invulnérable. Il sécurisait les personnes qui se tenaient près de lui. Les fidèles le regardaient avec dévotion. Au moment de la communion il adressait une parole à chacun. Parfois ces paroles étaient des jurons qui déclenchaient l'hilarité de l'assemblée. Je devinais un langage de charretier. Ljiljana me traduisit avec un sourire : Il a dit d'« aller se faire foutre » à un fidèle qui n'ouvrait pas assez sa bouche pour y recevoir la communion. Les enfants riaient de ces brèves colères. Ils recevaient des œufs décorés à la main. Des vieilles femmes et des jeunes filles chantaient une complainte hypnotique. J'imaginai que cette mélopée avait envoyé plus d'un homme au front.

La cérémonie fut suivie d'un pot. L'alcool de prune coulait à flots. Il y en avait plusieurs litres sur la table, dans des bouteilles d'eau minérale. On me présenta la tradition qui consistait à prendre un œuf dur dans une main et le frapper contre l'œuf tenu par le voisin. L'œuf qui se brisait indiquait la faiblesse de celui qui le tenait. Le vainqueur était salué d'un cri admiratif. Les verres d'alcool s'entrechoquaient : *Hristos Vaskrse* ! « Christ ressuscité ! ». Le pasteur qui assistait à l'office près de moi fit un commentaire : « Ici, pour lutter contre l'alcoolisme, il suffirait d'interdire les offices religieux et de fermer les églises ! »

Ljiljana avait aussi invité des militaires américains. Avec la même ardeur militante, elle leur décrivit la détresse des Serbes de Bosnie. Après les accords de Dayton, soixante-quatre centres de réfugiés furent créés. Deux ans plus tard, il en restait encore soixante et un. Cent quatre-vingt mille Serbes avaient fui Sarajevo. La plupart vivaient dans un de ces centres. Sur cent d'entre eux, seuls trois avaient un emploi. En plus des épreuves de la guerre, des deuils et des pertes de leurs biens, ils affrontaient les contraintes du quotidien : chaque jour nourrir les enfants, les vêtir, chauffer la chambre, se procurer des cigarettes... Ljiljana invita les Américains à assister à notre consultation. À notre arrivée, on nous offrit des œufs décorés avec l'écusson serbe fait d'une croix avec dans chaque quartier deux lettres C à l'envers et deux lettres C à l'endroit. *Samo Sloga Srbina Spasava* « Seule l'union sauve les Serbes ». Parmi les consultants, un vieil ingénieur me tint un discours accusateur. Il avait la conviction d'avoir été irradié par les bombes des Nations unies. Âgé de 2 ans lors de la Seconde Guerre mondiale, il avait été le seul rescapé d'un bombardement allemand qui avait détruit la maison de sa famille. J'appris que les médias serbes avaient multiplié les reportages sur les anomalies observées chez les animaux après ces bombardements. Des vaches avaient donné naissance à des veaux à deux têtes.

D'autres avaient avorté. Ljiljana me confia être étonnée du vieillissement prématuré des anciens combattants dont beaucoup avaient les cheveux blancs. Les consultations se poursuivirent. Une même plainte montait du rassemblement des réfugiés. Tous avaient perdu des membres de leur famille. Une mère pleurait son fils mort dont elle ne savait même pas s'il avait été enterré. Elle faisait des cauchemars dans lesquels elle voyait la charogne de son fils être disputée par les animaux de la forêt. J'observai une forte proportion de délires de persécution, de troubles hypocondriaques et d'affections psychosomatiques : des hypertensions artérielles, des psoriasis, des gastrites. Ce jour-là nous fîmes quarante-trois consultations.

Le deuxième centre de réfugiés soutenu par le médecin de la brigade franco-allemande était Jahorina. On m'expliqua que c'était dans la montagne. Nous partîmes dans la matinée après avoir rejoint Ljiljana. Elle avait demandé à des journalistes anglais de nous accompagner. Nous partîmes en convoi en direction des montagnes. La route était difficile avec de la neige qui tombait depuis plusieurs jours. Les véhicules en tête roulaient bon train. Nous avions du mal à les suivre avec notre voiture. Dans un virage, nous effectuâmes une glissade qui nous mit face au talus. Je sortis de la voiture et tombai dans un trou masqué par la neige. Les roues étaient à dix centimètres du fossé. Nous n'étions pas passés loin de la catastrophe. J'installai les chaînes et nous reprîmes la route dans ces conditions. Nous parvînmes enfin à Jahorina. La station culminait à mille six cents mètres d'altitude. Ce site avait été construit quinze ans plus tôt pour accueillir les épreuves de descente des jeux Olympiques d'hiver. Un téléphérique tournait et transportait des skieurs. À quelques mètres de là, nous découvrîmes le centre de réfugiés. De loin les bâtiments avaient une allure correcte. La guerre n'avait pas fait de destruction. De près, je réalisai qu'il s'agissait d'un site abandonné. Les réfugiés y vivaient sans eau et sans chauffage. Après les accords de Dayton, ils avaient cherché un toit. Le gouvernement leur avait indiqué qu'ils pouvaient disposer de cet hôtel. Ils s'y installèrent.

Ils avaient dépensé leurs dernières ressources dans le voyage. Ils n'avaient plus les moyens de repartir. Ils se trouvèrent dans le dénuement le plus complet. Ils étaient isolés, loin de leur famille. Ils bravaient des conditions matérielles catastrophiques. Depuis un an, ils n'avaient plus d'eau potable. Nous étions au cœur de l'hiver. Ils étaient cent neuf dans l'hôtel.

La consultation débuta. Dans le couloir je ne vis que des femmes. Je demandai à Ljiljana où étaient passés les hommes. « *Men are drunk* [Les hommes sont saouls] », répondit-elle. Dès la première consultation, la misère se montra : la souffrance morale et l'absence d'espérance ajoutées au dénuement et aux peines physiques. Nous reçûmes des femmes esquintées par les épreuves de la guerre et celles qui avaient suivi. Physiquement, elles paraissaient dix ans de plus que leur âge. Il y avait aussi les vieilles femmes. La plus âgée avait 80 ans. Quelques hommes âgés se présentèrent. Les femmes qui avaient consulté le matin les avaient rassurés. C'était de la gériatrie classique. À l'un d'entre eux, je demandai combien de cigarettes il fumait dans la journée. Ljiljana traduisit : « Un paquet plus toutes les cigarettes qu'il peut obtenir »...

La consultation se prolongea. Nous n'osâmes pas demander une pause. En fin de journée, on entendit des éclats de voix. Un homme de forte carrure se présenta dans l'encadrement de la porte. Il s'immobilisa. Il interpella Ljiljana. Il était saoul. Il s'assit. L'entretien commença. Je manifestai une bienveillante attention. Nous étions les yeux dans les yeux. Il raconta son histoire. Les drames des combats s'enchaînèrent. Sept camarades morts à ses côtés dont le souvenir le harcelait chaque nuit. Et un autre rêve : il revenait à Sarajevo pour revoir son logement, des gens le reconnaissaient et le poursuivaient. Il se réveillait en sueur. Maintenant, il creusait des tranchées dix heures durant pour gagner 20 deutschemarks qu'il consommait aussitôt en alcools forts. Soldat serbe, il avait passé quatre ans sur la ligne de front. Une fois, ce fut cent soixante-dix jours ininterrompus dans les tranchées. Il avait perdu ses cheveux.

Il nous montra sa calvitie. Avant, il était juriste. C'était un homme doux. À la fin des hostilités sa femme l'avait quitté. Il était devenu alcoolique. Il avait tout perdu, sa famille, ses biens et son travail. Je lui donnai rendez-vous le mois suivant. Il me répondit avec gratitude que si je ne venais pas il mourrait.

La consultation à Jahorina prit fin. Elle avait duré six heures d'une tension permanente tant était forte l'attente des réfugiés. Nous sortîmes épuisés. Nous reprîmes la route. Nous nous arrêtâmes au bas des pistes, affamés, pour avaler le casse-croûte préparé le matin que nous n'avions pas osé consommer devant les réfugiés. La descente fut plus confortable. Nous raccompagnâmes Lijljana à Lukavica. Je laissai à moitié plein le verre d'alcool qu'elle avait tenu à nous servir. Je l'avais suppliée de ne le remplir qu'à moitié, elle avait acquiescé et me l'avait cependant rempli. « Sabotage », dit-elle en voyant le verre laissé sur la table.

Un mois plus tard, je revis mon ancien combattant. Il allait mieux. Il était souriant. Il s'était mis en ménage avec une jeune femme. Les chauffeurs disparurent pendant la consultation. Ils avaient été happés par une vieille femme réfugiée qui leur offrit le café avec l'arrière-pensée de leur faire épouser ses deux filles.

Sur le chemin du retour, je pris deux photos : l'une du cimetière orthodoxe, désert mais entretenu, et plus loin du cimetière musulman, abandonné au milieu de ruines. « C'est triste de voir cela ! » soupira Ljiljana qui observait notre silence devant ces ruines causées par ses homologues... Nous nous quittâmes. Ce jour-là nous savions que nous ne nous reverrions pas. C'étaient des adieux. Elle me demanda de revenir : « Parce que nous sommes tous fous ! »

Urgences et récréations

Une nuit je fus averti de l'urgente nécessité d'une intervention à Sarajevo. Au téléphone le médecin de l'aéroport avertit qu'un officier des forces spéciales avait un comportement bizarre. Il ne donna pas de détail. La discrétion était requise. Je partis au petit matin avec Roland. Je pris la précaution de me munir de médicaments sédatifs puissants. Il fallait pouvoir répondre aux situations les plus critiques. *A priori* un officier des forces spéciales est un sportif en excellente santé, bien préparé à sa mission, sélectionné pour son endurance au stress et sa stabilité psychique. Sur un théâtre d'opérations, on apprend vite que les *a priori* sont trompeurs. Cet homme pouvait être en proie à un délire. Il fallait être prêt aux éventualités les plus difficiles.

La route fut longue. Je mis trois heures pour faire cent vingt kilomètres. Notre voiture était ralentie par des convois de camions qui transportaient des chars. La météo était détestable. Le blizzard envahissait l'habitacle. Le froid empêchait de parler. Nous arrivâmes au détachement de l'armée de l'air de Sarajevo. Les personnels vivaient sous des tentes installées dans un ancien hangar auquel manquaient des portes. Je fus accueilli par deux médecins, un capitaine et un colonel de l'armée de l'air. Ils affichaient une vive inquiétude. Je reçus les premières informations.

L'officier en question était le chef d'une unité d'élite chargée d'arrêter un important criminel de guerre pour le présenter devant la Cour pénale internationale. Lui et son équipe étaient en mission sur le territoire depuis sept semaines. Ils étaient logés en ville. Leurs activités étaient secrètes. Quatre jours plus tôt, cet officier avait rencontré le général commandant l'opération Salamandre. Le général avait été inquiété par ses propos et avait demandé à son chef de cabinet de le surveiller. Il échappa à leur vigilance. Trois jours plus tard, l'officier réapparut. Il prit contact avec le colonel de l'armée de l'air chargé de la sécurité de l'aéroport. Il lui demanda d'intervenir auprès du général pour lui accorder un autre entretien. Il tenait des propos énigmatiques : « Maintenant, je suis libre, je n'ai plus de passeport, ma mission est terminée... » Le colonel interpréta que son ami était en danger et qu'il fallait le sécuriser sans délai, ce qu'il fit. L'officier lui dicta alors un message à faire parvenir au général : « Je suis libre. Tout le monde me comprend. Ma mission est terminée. Je désignerai celui qui doit me conduire. Les Jordaniens me délivreront. » Il fut conduit à l'infirmerie. Comme l'officier refusait de rester sous surveillance médicale, ils le logèrent dans une chambre de passage aménagée dans un coin du hangar. Il s'en évada le lendemain. Il emprunta une bicyclette, sortit du camp, jeta le vélo dans un fossé puis monta dans le petit car qui sillonnait Sarajevo pour le ramassage des personnels civils. Il descendit à Bitoumenka, près du PTT Building où résidait le général. Il fut retrouvé deux heures plus tard. Il tournait en rond autour de la résidence. On l'aperçut en grande conversation avec la sentinelle. Il fut reconduit au détachement de l'armée de l'air et, cette fois-ci, installé dans une pièce nue, sans fenêtre, dans laquelle avaient été disposés un lit de camp, une table et une chaise. À l'extérieur, un caporal tenait la garde.

Vint le moment de le rencontrer. Je me fis conduire à sa chambre. Je préférais intervenir seul. On m'assura qu'il n'avait pas d'arme. Je demandai à l'équipe médicale qu'elle se tînt prête à intervenir à ma demande. Je frappai à la porte. Pas de réponse. J'entrai. La pièce était dans le noir. Je m'annonçai. Je dis mon grade, mon nom, ma fonction puis expliquai les raisons de ma présence. Dans les interventions psychiatriques, la règle est de garder un contact verbal. Je résumai ce qui m'avait été rapporté des jours précédents. Toujours aucune réaction de sa part. Il fallait éviter les silences. J'expliquai que nous jugions qu'il souffrait d'un état de détresse et que nous venions pour l'aider. Dans la semi-obscurité, je voyais une silhouette assise et immobile. Je continuai à parler. Il refusait d'entrer en contact. Les minutes passèrent. Il ne faisait aucun geste et ne disait pas un mot. L'ambiance devenait pénible. Je pris l'initiative : « J'ai besoin de lumière... Si vous le permettez je vais allumer. » Je cherchai l'interrupteur. L'ampoule éclaira la pièce. Il ne bougea pas. Je découvris son visage. Ses traits n'exprimaient rien. Je m'approchai. Avec l'index sur les lèvres, il m'indiqua qu'il fallait se taire puis il se leva pour éteindre la lumière. La chambre plongea dans le noir. Je revins à l'interrupteur pour rallumer. Sans un mot, il se releva pour éteindre. Je recommençai et restai devant l'interrupteur pour le bloquer. Il avança ses mains vers mes épaules et essaya de prendre les galons. Comme je m'opposai à cette substitution, il prit la bande patronymique de mon treillis qu'il appliqua sur le sien. Voulait-il échanger les rôles en échangeant les noms ? Je ne comprenais pas son comportement. Je le lui dis. Il s'allongea sur le lit, mit la tête sous l'oreiller, les index pointés dans les oreilles. Je continuai à lui parler. C'est alors qu'il réagit. Il se leva d'un bond, se mit en face et me somma de sortir. Il interpella le caporal de garde et dit qu'il allait m'expliquer autrement sa volonté que je sorte. Je temporisai pour éviter l'affrontement. Je précisai qu'une évacuation sanitaire allait être réalisée et je sortis. Il se calma et se mit au garde à vous : « Vous avez bien compris, ma mission est terminée. »

Je fis le point avec l'équipe médicale. L'état de délire aigu ne faisait plus de doute. L'officier devait être évacué au plus tôt vers la France pour une hospitalisation. Par chance, un Transall faisait escale le jour même à Sarajevo, devait transiter par Mostar pour arriver à Paris en fin de journée. Je fis préparer un traitement sédatif. Revenu à la chambre, je vis qu'il s'était recouché. Il cachait sa tête sous l'oreiller. Je lui présentai le traitement avec un verre d'eau. Il s'assit en silence. Il saisit le gobelet et l'examina. Je devais obtenir son consentement à prendre le traitement. C'était une condition impérative pour qu'il pût prendre l'avion. Méfiant, il posa le gobelet sur la table sans l'avoir bu. Je lui présentai à nouveau le traitement. Nous n'avions pas le choix. Je l'avertis que s'il ne le prenait pas en goutte, il le recevrait par injection. Il se leva et, avec une vitalité qui me surprit, il donna un coup de pied dans ma main. Le gobelet s'écrasa contre le mur. Je m'éloignai avant de prendre un deuxième coup. Comme je l'avais demandé l'équipe intervint. La seringue avec le sédatif injectable avait été préparée. Il s'apaisa en voyant entrer le groupe constitué des médecins, du capitaine et du colonel. La convoyeuse de l'air se présenta. C'était une jeune femme menue avec des boucles blondes qui s'échappaient de ses pinces à cheveux. De sa voix douce, elle lui demanda de se déshabiller. Il s'exécuta. Elle procéda à l'injection sans qu'il s'y opposât. Grâce à une liaison satellite, je pus appeler les psychiatres qui allaient l'accueillir à son arrivée en métropole. Le dossier médical fut préparé. L'avion arriva. Je le fis installer sur un brancard dans la soute. Le commandant de bord exigea qu'il fût attaché. Je devais composer avec les exigences de chacun. J'expliquai à l'officier le déroulement du vol, l'arrivée à Villacoublay et l'hospitalisation au Val-de-Grâce. Il acquiesça, puis il me dit qu'il remettait déjà de l'ordre dans ses pensées et, sans que je l'attende, il me remercia. Ce fut un soulagement. Je fis une partie du voyage en cabine derrière le pilote. L'atterrissage fut impressionnant. Le pilote effectua un « poser d'assaut ». Après avoir franchi les montagnes dans les turbulences, l'avion plongea vers le plateau pour s'aligner sur la piste. Le premier contact avec le sol fut brutal. L'avion rebondit. Une rafale de vent le déporta. Le pilote corrigea la trajectoire puis atterrit définitivement. Il inversa le pas d'hélice et l'appareil s'immobilisa dans un grand bruit de moteurs. L'officier dormait profondément. Je restai près de lui jusqu'à ce que l'équipe médicale assure la relève. L'anesthésiste plaça sur son visage un masque à oxygène. Cela me parut sans nécessité puis je compris qu'il donnait une apparence d'urgence vitale à cette évacuation rocambolesque. Le moment de folie se fermait. La médecine ordinaire reprenait son cours.

Ce fut la seule urgence de ce séjour. Il y eut d'autres situations inhabituelles. On me demanda un jour de recevoir un soldat qui avait commis un « outrage au drapeau ». Ce jeune homme jusque-là avait donné entière satisfaction. Il était dans l'armée depuis plusieurs années. Il avait fait de précédentes missions. Il était bien noté. Dans toutes les unités militaires, dès qu'elles stationnent à un endroit, un lieu est établi pour dresser un « mât des couleurs ». C'est un pylône sur lequel sont montés le drapeau national et les fanions de l'unité. Cet emplacement a un caractère sacré. Personne n'y passe, encore moins n'y stationne, sauf à l'occasion des cérémonies lors desquelles le drapeau est manipulé avec le plus grand respect et selon des codes précis. Le jour précédent, ce soldat s'était présenté devant le mât des couleurs, il avait défait les attaches, libéré la drisse et descendu l'étendard tricolore qu'il jeta au sol pour le piétiner. Il fut arrêté puis conduit au commandant d'unité. Le soldat reconnut la gravité de son geste auquel il ne put donner aucune explication. Dans les armées, l'outrage au drapeau est un délit réprimé avec une grande sévérité. Par sa portée symbolique, il est mis au même rang que la désertion ou l'intelligence avec l'ennemi. Le commandant d'unité fit appel au psychiatre. Il voulait comprendre le mal-être de ce soldat. « Je suis obligé de lui mettre quarante jours d'arrêt. Je ne peux pas mettre moins, même si c'est un bon gars. » Cette faute était une flétrissure dans le dossier militaire de ce soldat, elle compromettait le déroulement de sa carrière. Le commandant en était contrarié. J'allai voir le jeune homme. Il était penaud. Il exprimait peu de regrets. Il n'avait pas prémédité son acte. L'idée lui était venue d'un coup : « Il fallait que je le fasse. Je ne sais pas pourquoi. Ça m'a soulagé. J'ai fait une grosse bêtise. » Il n'en dit pas plus pour ce premier entretien. L'objectif était de prendre contact avec lui et d'obtenir sa confiance.

Il se confia dans les entretiens qui suivirent. Avant de partir pour cette mission, il avait appris que sa mère était malade. Il venait d'une famille modeste pour laquelle la présence au travail était une vertu. Elle lui avait demandé de maintenir son départ en mission. Il était en milieu de séjour lorsqu'il apprit qu'elle avait commencé une chimiothérapie. Je comprenais qu'il était dans un conflit de loyauté. Il aurait pu informer le commandant de l'état de santé de sa mère, il aurait bénéficié d'un rapatriement pour raisons familiales. Il n'y aurait eu aucun préjudice pour sa carrière, mais cela aurait entraîné qu'il se désolidarise de son groupe et laisse ses camarades finir seuls une mission dans laquelle ils étaient engagés ensemble. La gravité de son acte justifiait un rapatriement disciplinaire. Dans le jargon militaire, cela s'appelle un «vol bleu», c'est-à-dire un retour immédiat en métropole pour y subir une sanction et un probable renvoi de l'armée. Je poussai ce soldat à définir son désir. Il exprima le souhait de rester sur place. Le commandant lui garantit que l'assistante sociale du régiment prendrait contact avec sa mère. L'affaire fut close.

Dans le registre des situations incongrues dans un contexte opérationnel, j'eus à prendre en charge une religieuse française qui présentait des troubles psychosomatiques. Elle venait d'un couvent voisin. Comme elle était d'origine française, elle avait été envoyée vers notre centre médical. Elle répétait: «Jésus me travaille le corps.» Je l'écoutai. Elle décrivait une vie sans événement. Tout était lisse. De ses parents, ses instituteurs, les religieux qui l'avaient dirigée, elle ne savait dire qu'une chose: qu'elles étaient de «saintes personnes». Il était difficile de discerner ce qui relevait de la foi et ce qui exprimait une pathologie mentale. Avec les mêmes difficultés, j'eus à prendre en charge une infirmière de notre équipe. C'était une jeune femme sportive. Elle avait annoncé dès son arrivée qu'à la fin de cette mission elle prononcerait les vœux pour entrer au couvent. En groupe elle affichait une allégresse, elle riait, elle animait les discussions, elle poussait des exclamations fortes, elle osait des blagues grivoises que les autres infirmières ne se permettaient pas. Elle m'interpellait publiquement: «Mon commandant Patounet.» Elle traversa une période de désarroi avec une tristesse qui ne se dissipait pas. Elle passa plusieurs jours à l'infirmerie. Je notai à cette occasion la tolérance des membres de l'équipe vis-à-vis de ceux qui traversaient un moment psychologique difficile. La cohésion était un facteur d'équilibre essentiel au maintien de la mission. On observait cette cohésion dans les temps de travail comme dans les moments de détente. Loin de chez eux, privés de leurs relations affectives, chaque membre nouait un lien d'amitié avec ses camarades. Il était rare d'observer l'un d'entre nous rester seul. C'était le signe d'une détresse. Le collectif se hâtait de la compenser. Nous savions que ces passages à vide pouvaient nous affecter à un moment ou à un autre durant la mission.

Le sport était pourvoyeur de cohésion. Tous les matins, en petits groupes, nous partions courir. Les démineurs avaient sécurisé une étroite piste qui bordait les champs. En trottinant, on pouvait avoir l'impression d'être libre. Cela faisait du bien. Georges avait emmené son équipement d'aïkido. Quelques volontaires reçurent des cours d'initiation. Un filet avait été tendu et des équipes se constituaient avant le dîner pour jouer au volley ou au badminton. En fin de soirée, les petits groupes trouvaient refuge sous une grande tente qui faisait à la fois cafétéria, bar et salle de télévision. Le confort était sommaire. Les places de choix se trouvaient au premier rang. Des fauteuils avaient été récupérés d'un bus abandonné. Derrière il n'y avait que des tables pliantes et des bancs en bois. Les magnétoscopes permettaient de voir ou revoir des films. La télévision ne captait qu'une seule chaîne. Les passionnés de football se réunissaient les soirs de match. Sans être devant la télévision, nous pouvions suivre en direct le score des équipes. Notre installation était entourée des concessions des autres nations qui constituaient la division Salamandre. Selon l'endroit du camp, et selon que ce fût un cri de joie ou une clameur de déception, nous savions si c'était l'équipe de l'Espagne, de l'Italie, de l'Allemagne ou du Maroc qui avait marqué ou manqué un but.

Pour le psychiatre en opération, la consommation d'alcool est un paramètre à surveiller. L'alcool est une substance perverse qui produit plusieurs actions sur le cerveau. À petite dose, il est euphorisant. Il apporte un soulagement. Consommé en groupe, il fait de chacun un joyeux compagnon. Malheureusement, la consommation excessive et prolongée d'alcool provoque des catastrophes sans que le consommateur ne soit en mesure de comprendre que c'est l'alcool qui l'a mis dans cet état. Il y avait sur le camp trois points de vente où les militaires pouvaient trouver de quoi satisfaire les besoins courants. Le plus important était américain. Les deux autres étaient français et allemand. On y trouvait des boissons énergétiques, des compléments alimentaires, des produits pour la toilette et l'hygiène, de la papeterie, des sous-vêtements, des équipements pour le sport. L'alcool était en vente libre et détaxé, à peine deux fois plus cher que les sodas. Je demandai au responsable du point de vente français quel était le volume des ventes d'alcool. Le chiffre était impressionnant. En moyenne, une bouteille d'alcool fort par semaine et par soldat. Ce chiffre était à relativiser. Les autres contingents venaient y faire leurs courses. Je fis aussi un décompte des différents points de consommation d'alcool. Tout endroit, si réduit soit-il, où on pouvait se réunir, sortir des verres et des bouteilles d'un tiroir, était identifié comme lieu de consommation de boissons alcoolisées. J'en comptai une centaine, soit une buvette pour quinze hommes. En fin de séjour je découvris un tripot. L'armée de l'air avait un petit détachement nommé le 2-6-2. Ils étaient une trentaine d'aviateurs dédiés à l'entretien et à la mise en œuvre de l'avion du général, un Nord 262. Leur popote était ouverte toute la journée. La télévision diffusait en boucle des films pornographiques. Tous les soirs, dans le brouhaha et la fumée, les militaires pouvaient se distraire avec des jeux de cartes et des concours de karaoké. Cette popote ferma après qu'un personnel fut victime d'une crise cardiaque. Lorsque j'évoquai la consommation d'alcool avec le médecin épidémiologiste de la SFOR, il m'apprit que les Allemands avaient évacué la semaine précédente un militaire souffrant d'une pancréatite aiguë. Nous n'étions pas les seuls.

Le médecin épidémiologiste surveillait la fréquence des maladies mais aussi des accidents. Il avertissait le commandement aussitôt qu'il observait une augmentation du chiffre des blessures domestiques, comme les entorses lors des activités physiques où les plaies par maladresse dans le travail. Ces blessures étaient indicatrices d'une usure des troupes. Bien que ce ne fût pas du combat à haute intensité, le maintien de la paix était facteur de stress. Les raisons étaient multiples. La confrontation à la détresse des populations civiles, l'impossibilité de riposter en cas de provocation, la tension opérationnelle sept jours sur sept pendant quatre voire six mois... ces facteurs cumulés entraînaient une souffrance invisible. Des psychiatres norvégiens observèrent que le taux de suicide était deux fois plus élevé chez les soldats qui revenaient d'ex-Yougoslavie. Ils donnèrent un nom à cette souffrance psychique, celui de « syndrome des Casques bleus ».

Visite des confins

Le premier jour, mon prédécesseur m'avait prévenu. « Tu auras à gérer l'ennui ». Il avait raison. C'était une difficulté à laquelle je n'étais pas préparé. Il y avait des journées sans rien à faire. Des journées sans consultation, sans mission à l'extérieur du camp. Des journées de pluie et de vent. L'ennui faisait partie des temps morts de cette opération de maintien de la paix. Le camp était un bastion enclos de hautes levées de terre. Les remblais cachaient la plaine. Lorsqu'ils n'avaient pas de mission les militaires restaient confinés. Nous nous sentions enfermés. L'armée pourvoyait à nos besoins. Il y avait le PX, sigle de Post Exchange, une coopérative américaine. Chacun pouvait y trouver ce dont il avait besoin : des revues et des livres, des films et de la musique, du matériel électrique et électronique ainsi que le petit équipement du parfait commando. Lorsqu'on pénétrait dans cette coopérative, on pouvait se croire aux États-Unis. Pour changer d'air, au début du séjour je m'y rendais régulièrement avec Georges. Il y avait un plaisir à découvrir le mode de vie américain. Puis on s'en lassa. Dans les heures vides, l'ennui collait comme une glu. Pour occuper cette attente nous pouvions visiter les popotes des contingents étrangers. Après le déjeuner, nous allions déguster un capuccino chez les transmetteurs italiens. En fin de journée, si l'occasion se présentait, nous nous faisions inviter chez nos homologues marocains qui nous recevaient avec un thé à la menthe. Il fallait éviter les routines. Je voyais les soldats inventer des activités pour se distraire, comme ramasser des iris sur les remblais pour les mettre en pot dans de vieilles boîtes de conserve et décorer les abords de l'hôpital de campagne. Leurs soins quotidiens étaient excessifs. Chacun voulait arroser les plantes. Baignées dans l'eau, elles dépérissaient en quelques jours. Au fil des semaines, je me joignis à eux. Nous n'eûmes pas plus de succès avec les boutures de lilas. Ce fut pareil avec les transplantations d'orchidées. Chaque tentative était joyeuse mais vaine.

Heureusement, il y avait les sorties. Le dispositif médical des forces françaises déployées en ex-Yougoslavie était sous l'autorité d'un médecin-colonel. Cet officier avait, dans sa charge, la mission de contrôler l'environnement sanitaire des postes éloignés. Il me sollicita une première fois pour visiter, accompagné du pharmacien et du vétérinaire, la deuxième compagnie du bataillon français posté à Trnovo. L'endroit était stratégique. Il protégeait le corridor qui reliait Sarajevo à Gorazde, une enclave bosniaque dans la partie serbe de la Bosnie-Herzégovine. L'hélicoptère était un appareil de transport d'assaut pouvant amener du fret et une dizaine de passagers. Rendez-vous à 7 heures du matin devant le détachement de l'armée de l'air de Mostar. Décollage un quart d'heure plus tard. L'appareil monta rapidement dans les nuages. Seules étaient visibles des crêtes enneigées que le brouillard couvrait. Il franchit la couche nuageuse. Les pales dessinaient des condensations hélicoïdales qui s'effaçaient dans le ciel dégagé. Sarajevo était à vingt minutes de vol de Mostar. Nous restâmes dans les nuages plus d'une heure. En raison de la météo les pilotes avaient été contraints de voler aux instruments. Les procédures d'approche avaient allongé le temps de vol. Ce temps suspendu dans la brume imprimait l'étrange sensation d'avoir passé une heure hors de la réalité.

Premier poser à Rajlovac. Un passager monta sans que les moteurs ne fussent arrêtés. Nous redécollâmes pour Trnovo. Le bataillon était installé dans un hôtel de construction récente à l'architecture moderne. Vu de loin on pouvait penser que les soldats y étaient confortablement logés. Le bâtiment avait été dégradé par les combats successifs que les Serbes et les Bosniaques s'étaient livrés pour tenir le corridor de l'enclave. Il n'y avait plus de fenêtres. Les ouvertures étaient obstruées par des bâches qui laissaient passer le vent glacial. L'intérieur était un labyrinthe de couloirs et de pièces confinées avec peu de lumière. Par endroits, les escaliers étaient effondrés. Un brancardier fit visiter le petit réduit qui faisait office de chambre. Une faible ampoule pendait au-dessus de son lit. Des clous étaient plantés dans les murs nus. Il y accrochait sa parka, son fusil et son brêlage. Pas de chaise. Un coffre servait de table de nuit. Nous restâmes deux heures à visiter les lieux. Le pharmacien comptabilisa les ampoules de morphine et détruisit les médicaments périmés. Le vétérinaire s'enquit de la mascotte qu'il avait demandé de faire euthanasier en raison des risques de rage. Au retour, nous dûmes patienter quatre heures à Sarajevo. Un vol de drone sur Mostar ne permettait pas de revenir sur l'aéroport. Le temps fut occupé par la visite du détachement d'hélicoptères basé à Rajlovac. Le médecin en charge des évacuations sanitaires nous présenta son matériel. Il en profita pour nous faire visiter un vieil avion abandonné dans un coin au milieu des herbes folles. C'était un Dakota qui datait de la Seconde Guerre mondiale. Il ne tenait que par les larges étais de bois disposés sous la carlingue et les ailes. Les aviateurs de l'OTAN avaient donné un nom à cette ruine des airs : « MAY BE AIRLINES ». C'était écrit en grosses lettres de peinture blanche. L'intérieur était aménagé en salon avec des banquettes improvisées et un bar. L'ambiance était feutrée. Lumière tamisée et musique douce. La détente était totale. Je découvris quinze ans plus tard l'histoire de cet avion, matricule 43-15073. Il avait commencé sa carrière opérationnelle le jour du Débarquement en juin 1944. Durant cette période, il fut successivement basé en Angleterre, en Italie, en Belgique, aux Pays-Bas puis en France. Plusieurs fois, l'appareil était rentré de ses missions troué par des éclats d'obus antiaériens. Les aviateurs l'avaient surnommé Snafu (« situation normale – *all fucked up* » : « ça s'est déroulé normalement, c'était le merdier »). À la fin de la guerre, l'avion fut racheté par une compagnie aérienne tchécoslovaque qui le revendit ensuite à l'armée de l'air française, laquelle le céda enfin à l'armée yougoslave. Sans connaître ces détails, installés dans le ventre de cet appareil usé par les guerres et qui avait chaque fois ramené son équipage, nous éprouvions l'illusion d'une sécurité.

Le médecin-colonel me sollicita pour une mission identique à la précédente. Cette fois-ci, seul le vétérinaire nous accompagnait. Au matin, très tôt, une petite pluie tombait. Nous nous présentâmes à l'hélico avec l'annonce que le vol serait peut-être annulé en raison des vents en altitude. On nous expliqua que chaque étape de la mission était incertaine. Une heure d'attente. Finalement, l'autorisation de décoller nous fut donnée. Nous parvînmes à Sarajevo après trente minutes de vol à vue. Le premier poser se fit à Zetra au pied de l'hôtel en ruine. Le bâtiment dominait la patinoire à l'abandon où un médecin français avait trouvé la mort trois ans plus tôt, tué par un obus tiré par les forces qui encerclaient la ville et avaient délibérément visé l'infirmerie... L'hélicoptère resta les rotors en marche. Nous fûmes invités à rester à bord. Nous attendîmes en vain les deux passagers qui devaient embarquer. Nous avions redécollé lorsqu'ils se présentèrent. Nous atterrîmes à nouveau. Ils montèrent. Je saluai le psychiatre italien. Le vol reprit au-dessus d'un paysage vallonné couvert d'une forêt dense.

Arrivée à Rogatica. L'hélicoptère se posa dans une prairie envahie d'orchidées sauvages. Une horde de chiots vint à nous, suivie par leur mère épuisée qui traînait ses lourdes mamelles. Le vétérinaire fit la moue. La présence de ces chiens était un problème. Les militaires s'y attachaient. Ils les nourrissaient de leurs déchets de cuisine. Ils les laissaient circuler. Mais ces animaux errants posaient un problème sanitaire. La rage était endémique. Le contact avec leur salive pouvait les contaminer. Nous visitâmes le site des transmetteurs, puis un autre en pleine ville qui abritait dans un ancien hôtel la brigade portugaise. Après cette courte visite nous reprîmes l'hélicoptère pour Zortaci, un piton culminant à mille deux cents mètres. Dès que nous fûmes posés, une fois de plus, un groupe de chiots accourut. Le vétérinaire était contrarié. Le bâtiment était une ancienne base radar de l'armée yougoslave. L'enceinte portait des traces d'incendie. Dans ses murs, logeaient une vingtaine de transmetteurs. Ils semblaient adaptés à l'isolement et à ces conditions sommaires. La terrasse était hérissée d'antennes entourées de câbles qui couraient et se croisaient dans tous les sens.

Le vol suivant nous conduisit à Vitcovici où stationnait l'autre partie de la brigade parachutiste portugaise. À peine posé, l'hélicoptère se mit à cracher une épaisse fumée blanche. En sortant, je vis de l'huile ruisseler sur la carlingue. Le mécanicien de bord plaisanta : « Tant qu'il y a de l'huile qui brûle, c'est qu'il y a encore de l'huile. » Ce n'était pas rassurant. Les soldats du bataillon portugais avaient le sens de l'hospitalité. Nous fûmes accueillis avec soin. On nous offrit un verre de porto et des gâteaux au jaune d'œuf et au sucre nommés « fromage du ciel ». Le déjeuner fut pris dans un hangar qui servait de réfectoire. Nous fûmes invités à visiter l'infirmerie. En bordure du hangar, on remarqua grossièrement alignés sur un fil de fer, tendues sur des baguettes, des peaux de renards et de sangliers qui séchaient. L'odeur était forte. Je me crus projeté dans une tannerie du Moyen Âge. Le médecin-colonel et le vétérinaire posèrent des questions. Le commandement portugais laissait les personnels pratiquer la chasse dans les forêts alentour. Avec l'abondance du gibier, ils n'avaient pas à craindre les retards du ravitaillement. Les ripailles participaient à maintenir le moral de ces hommes isolés.

Au moment du départ de l'hélicoptère, les moteurs s'arrêtèrent. Problème de démarreur. Deux des quatre turbines ne partaient pas.

Le mécanicien monta, ouvrit le capot et besogna. Restés dans la cabine nous ne pouvions rien voir. On entendait divers bruits, puis il y eut celui du capot qui se refermait. Le mécanicien reprit sa place derrière les pilotes. Il semblait satisfait. Nous reprîmes les airs. Le pilote effectua un poser express à Rogatica pour faire descendre le médecin portugais, puis à Zetra pour y déposer les Italiens. L'hélicoptère allégé put prendre de la hauteur en direction de Bjelasnica. La dernière étape était un piton qui culminait à deux mille mètres d'altitude. Lors des jeux Olympiques d'hiver de 1984, ce sommet avait été le point de départ des épreuves de descente en ski. Détruit à l'explosif, le pylône qui portait le relais de télévision était à demi couché. Le vent soufflait par rafales. À l'approche de la terrasse de ciment qui servait de zone de poser, l'hélicoptère fit des embardées. Le pilote s'y prit à quatre reprises. Le rotor continua à tourner pendant que nous descendions. Nous avancions courbés et à pas prudents, car le sol était couvert d'une neige gelée et la falaise était proche. L'hélicoptère reprit aussitôt les airs pour une révision express à Rajlovac. Il n'était pas sûr qu'il revînt. Nous entrâmes pour chasser les pensées inquiètes. L'infirmier nous accueillit. Le poste était tenu par des chasseurs alpins. Leur refuge était étroit et peu confortable. L'hiver ils passaient huit mois sous la neige, coupés du monde. L'eau potable était rationnée. Ils étaient une douzaine. Emmitouflés dans leurs anoraks, ils partageaient un maigre espace encombré de matériel. Les armes, les vivres et les fûts de gazole comblaient les espaces vides. Il était difficile de circuler. Ils se déplaçaient en silence. Leurs gestes étaient mesurés. Ces personnels étaient aguerris aux hivernages. Ils étaient adaptés à ce mode de vie rustique et frugal. Rester les eût dérangés. Heureusement, l'hélicoptère put revenir avec le plein de kérosène. Le vol de retour se fit sans incident. L'appareil survola les reliefs sauvages. La lumière vespérale rehaussait les couleurs du paysage. Çà et là, quelques maisons basses et des enclos de pierres sèches signalaient une présence humaine. La guerre paraissait lointaine.

Je fis la connaissance de l'aumônier protestant. Le pasteur était un Polynésien âgé d'une cinquantaine d'années, plein de douceur et de joie. Il avait trente-deux ans de carrière. Il avait connu tous les théâtres d'opérations. Il portait le béret rouge des parachutistes. Il était originaire des îles Sous-le-Vent. Il me donna son nom coutumier. Il s'appelait Matahi (« celui qui voit de haut ») Ariki (« roi »). Il était l'authentique roi d'une tribu disséminée des îles Cook aux îles Hawaii. Il avait pris l'habitude de venir le soir à la popote de l'hôpital de campagne. Les Polynésiens des différents contingents venaient s'unir autour de lui. Ils avaient des guitares et des ukulélés. Leurs chants traditionnels étaient emplis d'une nostalgie communicative. Une sympathie naquit. Le pasteur avait émis le souhait de visiter tous les postes. Il ne disposait pas du véhicule adéquat. Je proposai de l'accompagner moyennant quoi nous pourrions circuler avec le véhicule de liaison de l'infirmerie. Il put planifier la boucle Mostar-Sarajevo-Gorazde-Foca-Gacko-Nevesigne et retour sur Mostar. Cinq cents kilomètres. Surtout des petites routes de montagne. Le poste le plus éloigné était Filipovici. C'était la station de l'OTAN la plus orientale de la poche de Gorazde.

Le matin du départ, le pasteur demanda à prendre le volant. Il aimait conduire. Ce voyage fut propice aux longues conversations. Il roulait calmement. Les yeux fixés sur la route il racontait sa culture, ses souvenirs. Il était attentif aux militaires venus des îles du Pacifique. Il leur apportait le souffle affectif de leur Polynésie natale. C'était un conteur. À Jablanica, le pont de chemin de fer était brisé et plongeait dans l'eau. On pouvait croire à un événement récent. Le pasteur expliqua que c'était la reconstitution de l'acte de sabotage qui avait rendu célèbre le Serbe Josip Broz (futur maréchal Tito) dans la lutte contre les séparatistes croates (les oustachis) ralliés aux nazis et aux fascistes. Peu avant Sarajevo, le pasteur s'arrêta pour prendre la photo d'un pont vieux de cinq siècles : Rimski Most. Celui-là était intact. Passé la ville, il prit la direction de Gorazde. Nous nous arrêtâmes à Trnovo. L'hôtel qui servait de poste aux forces d'interposition était toujours aussi pourri. Les travaux d'aménagement avaient été suspendus. La compagnie qui y séjournait savait qu'elle serait la dernière occupante de ces lieux. Pendant que je faisais une visite à l'infirmerie, le pasteur réunissait les « gens des îles ». Après le déjeuner, nous prîmes la direction de Gorazde. La route était belle. La rivière aussi. La Drina séparait la Bosnie de la Serbie. Suivant le cours du fleuve, nous traversâmes Brod puis Foca. Les ponts effondrés rappelaient la violence avec laquelle les communautés s'étaient affrontées quelques mois auparavant. Dès l'Antiquité et jusqu'au Moyen Âge, Foca fut un carrefour commercial entre l'Orient et l'Occident. Cette ville fut la capitale de la province ottomane d'Herzégovine. Jusque-là, les différentes populations cohabitaient. La ville était prospère, mais une haine couvait. Lors de la Seconde Guerre mondiale, les séparatistes croates unis aux forces bosniaques brimèrent férocement la population serbe. Lorsque les forces se renversèrent, les nationalistes serbes se vengèrent avec plus de cruauté encore. Tous les crimes de guerre furent recensés : meurtres, tortures, viols, esclavage domestique. Tant que dura la nation yougoslave, ces haines se turent. Chaque foyer entretenait l'esprit de vengeance. La déclaration d'indépendance de la Bosnie mit un terme à l'unité fédérale. La haine ressurgit, décuplée. Deux mille morts. Treize mosquées détruites. Vingt-deux mille habitants durent fuir. La ville en ruine que nous traversions ne s'appelait plus Foca. Les nationalistes serbes l'avaient débaptisée pour lui donner le nom Srbinje.

Nous fîmes étapes à Filipovici. Le poste de l'OTAN était installé dans un ancien dépôt de carburant de l'armée yougoslave. Le gasoil imprégnait les sols et les murs. L'odeur était écœurante. Loin des états-majors, les soldats qui gardaient le poste étaient installés dans une routine. Ce jour-là, ils furent dérangés par un escadron de la brigade franco-allemande parti de Rajlovac et qui venait bivouaquer en préparation d'une opération le lendemain. Notre retour prit une route qui sinuait dans la montagne. Nous suivions la Drina qui coulait dans une vallée encaissée. Des lambeaux de brume s'accrochaient aux rochers. Falaises, cascades, virages, quelques champs, on pouvait se croire dans une peinture chinoise. À un tournant, nous découvrîmes un cimetière de chars serbes. Personne. Le pasteur stoppa la voiture. C'était étrange de découvrir, dans la magie de ce paysage silencieux, des carcasses que la corrosion finirait par faire disparaître. C'était une question de patience. Nous prîmes des photos. À Gajko, la route allait plein ouest. Nous longeâmes une mine de charbon à ciel ouvert, sinistre tache noire dans un paysage où l'herbe était si verte. Le reste de la route fut agréable. Nous étions seuls à circuler. Les montagnes désertes dégageaient une harmonie que rien ne troublait.

À son arrivée à Mostar, le pasteur fut accueilli par une demande singulière. Un couple s'était uni au sein de l'hôpital de campagne. La biologiste avait noué une amitié amoureuse avec un sergent plus jeune qu'elle. Elle était sensible. C'était sa première mission extérieure. Je l'avais vue souvent pleurer en début de séjour. Elle avait trouvé avec ce compagnon l'affection protectrice dont elle avait besoin. Elle le convainquit du baptême. L'aumônier catholique était un intégriste. Elle se tourna vers le pasteur et demanda pour le sergent un baptême œcuménique. Ce fut une fête polynésienne. Un dimanche de joie et de chants. Il y a, dans toutes les circonstances, une fraternité possible.

CHAPITRE 4

Épreuves afghanes

Kaboul International Airport (KaIA)

Après la Bosnie, treize années passèrent. J'avais pris de l'âge et du galon. Je venais d'être nommé titulaire de la chaire de psychiatrie et de psychologie médicale à l'école du Val-de-Grâce. Vint le moment où il fallut désigner un membre de mon équipe pour partir à Kaboul. Je décidai d'y aller. On n'enseigne bien que son expérience. Je pensai que cette mission apporterait à mes cours la pertinence d'une actualité.

Ma formation au combat datait de trente-cinq ans. Mes aptitudes étaient dépassées depuis longtemps. On m'imposa de nouvelles qualifications. Il fallut retrouver des réflexes. Pour aucune des missions précédentes je n'avais eu un tel niveau de préparation. Des stages courts et intenses. Deux jours à Colmar, deux jours à Hyères et trois jours à Lyon. Je retrouvai l'ambiance des casernes au milieu de militaires plus jeunes et plus aguerris que moi. C'étaient les mêmes chambrées grises aux odeurs mêlées de sueur et de poussière. On me mit dans les mains un fusil que je n'avais jamais manié auparavant. Je réappris à courir avec une arme, à tirer sur des cibles dans différentes positions. J'eus la crainte d'échouer devant des jeunes recrues.

Je composai avec cette gêne. Il y avait un côté positif. Ces exercices physiques me rapprochaient de la troupe que j'allais accompagner. J'appris à m'équiper d'un gilet pare-balles, à sortir d'un véhicule blindé en zone hostile. Je dus répéter des exercices de tir, de mise à l'abri, d'évacuation, de détection des pièges explosifs.

La dernière journée de cette préparation fut un cours de géopolitique. L'Afghanistan est un carrefour stratégique entre des pays de l'ex-Union soviétique, la Chine, le Pakistan et l'Iran. Au nord, son relief est composé de hautes vallées enserrées dans les chaînes de montagnes. J'imaginai l'Himalaya. Un écrin de paysages magnifiques dans lequel survivait une population éprouvée par des décennies de guerre. Les agriculteurs afghans étaient attachés à leurs terres, mais rien ne les unissait. C'était un pays de méfiance et de trahison. Ils étaient Pachtous, Tadjiks, Ouzbeks, Hazaras, Turkmènes, Baloutches. Ils communiquaient en deux langues auxquelles il fallait ajouter une quarantaine de dialectes. Les guerres s'y succédaient depuis quarante ans, appauvrissant ce beau pays. Le niveau de vie des habitants était l'un des plus bas de la planète. Dans les zones rurales, les carences alimentaires entraînaient des retards de croissance chez les enfants. Malgré ces faiblesses, ce pays tenait tête aux plus puissants envahisseurs.

Le point de rassemblement était l'aérogare de Roissy. Nous fûmes invités à embarquer en fin de matinée. Le fret fut chargé avec un retard de plusieurs heures. Il fallut redemander les autorisations de survol de la péninsule Arabique, ce qui nous retarda davantage. Nous décollâmes à la nuit. Le trajet fit un grand détour par le sud pour contourner le Proche-Orient. Nous atterrîmes à Kaboul le lendemain après dix heures de vol. L'avion roulait vers son parking. Nous aperçûmes par les hublots un groupe de soldats, képis sur la tête, qui portaient à pas lents un coffre recouvert du drapeau tricolore. Nous fûmes plongés dans une atmosphère étrange. J'avais l'impression de regarder un film. Il fallut un effort mental pour me convaincre que j'étais dans cette réalité. Il y avait bien une guerre. Un soldat français avait été tué quelques jours auparavant. Le coffre contenait sa dépouille qui était rapatriée vers la métropole. Dès la descente d'avion nous fûmes conviés à la brève cérémonie de levée de corps. Sur le mur de l'aérogare, un panneau indiquait : « *Welcome to Kabul.* »

C'était le début de l'été. Le soleil cognait dur. Un vent sec faisait tourbillonner une poussière grise. Toujours la même pagaille pour trouver ses sacs sortis en vrac des soutes. Toujours le même cirque pour obtenir les laissez-passer avant de nous installer. Le camp était construit à l'américaine avec de larges avenues, des tentes et des grands bâtiments alignés. La police était assurée par des Turcs qui fouillaient régulièrement les poubelles de l'hôpital à la recherche de bouteilles de vin. L'alcool était interdit dans le camp. La garde était assurée par des soldats afghans et des soldats mongols encadrés par des soldats belges.

Nous prîmes contact avec l'hôpital puis nous fûmes conduits vers un immense hangar où nous prîmes notre premier repas. Il y avait deux réfectoires immenses pour tout le camp. On mangeait avec les Américains, les Tchèques, les Bulgares, les Portugais et vingt autres nationalités. La cuisine était faite par des Sri Lankais. Il y avait une gamme variée de plats qui avaient peu de goût. Dans un coin on pouvait manger texan, des viandes grillées avec des sauces grasses et épicées. Les bâtiments d'habitation se situaient à cinquante mètres de l'hôpital. Nous étions quatre dans une petite chambre avec des lits superposés. Pour survivre, chacun mettait ses chaussures dans le couloir. Évidemment, ça puait les pieds dès qu'on sortait. Il y avait la climatisation. Si on ouvrait la fenêtre la pièce était envahie des odeurs de kérosène et du bruit des avions qui étaient à moins de trois cents mètres. Les locaux sanitaires se situaient à côté. Il y en avait quatre par étage. Les lavabos étaient à dix centimètres des urinoirs. Une affichette déconseillait de se rincer la bouche avec l'eau du robinet.

Les soldats de la base de Kaboul étaient épuisés. La guerre imprimait une tension permanente, y compris sur les personnels des services qui n'étaient pas exposés aux combats. Il s'y était produit un mois plus tôt un moment de folie collective. On avait frôlé la catastrophe. Cet événement montra combien la microsociété du camp était vulnérable. Sa population était constituée de contingents de nombreux pays. Quatre mille femmes et hommes de nationalité différente résidaient dans le camp. Les différences de langue et de culture faisaient que chaque contingent, tout en vivant au milieu des autres, était replié sur sa communauté. Les militaires du camp constituaient une foule qui ne s'agrégeait pas. Ils se croisaient sans se connaître. Les procédures limitaient les communications entre individus. La réussite des opérations exigeait le secret. Chacun était dans la réserve de sa mission. Ce qui était confidentiel n'était pas partagé. Excepté à l'échelon de l'état-major, personne n'avait une vision globale des événements en cours. Les informations qui circulaient étaient fractionnées et incomplètes. Nous vivions dans un monde déformé.

L'insécurité était permanente. Cachés dans les collines qui entouraient l'aéroport, les talibans pouvaient tirer des roquettes. Ces fusées étaient lancées à partir de rampes artisanales. Les tirs n'étaient pas précis. Les personnels logés sous tente étaient les plus exposés. Le double rempart des murs de béton ne les protégeait pas d'un danger qui venait du ciel. À ces menaces s'ajoutaient, plus insidieuses, celles des insurgés qui s'infiltraient dans la base. De nombreux Afghans travaillaient pour les forces de la coalition. Ils devaient présenter un badge d'accès. Les prévôts refoulaient ceux qui cherchaient à entrer avec de fausses cartes. On savait que des uniformes, des badges et même des véhicules de la coalition avaient été volés les semaines précédentes. C'était autant de moyens pour un insurgé d'entrer dans le camp et d'y réaliser un attentat suicide. C'est dans cette tension que se produisit l'épisode de panique collective.

Cela commença par un attentat. Vers 10 heures du matin, sur le site de l'aéroport de Kaboul, à trois cents mètres du camp, dans un espace dédié à l'armée de l'air afghane, huit militaires américains furent abattus par un officier afghan. Il avait pénétré dans le bureau de planification des opérations et avait vidé son arme sur les personnes présentes avant d'être abattu à son tour. L'hôpital reçut les victimes. Six d'entre elles arrivèrent décédées. Deux blessés encore conscients furent pris en charge au déchoquage. Ils succombèrent malgré les soins intensifs. Survint l'alerte «intrusion». Une longue sirène retentit partout dans le camp, puis les haut-parleurs diffusèrent un message d'alerte : « *Blue screen* ». Ce code indiquait, sans précision, une menace imminente. On pouvait craindre autant le risque de l'explosion d'un engin piégé que celui d'une attaque à la roquette ou d'un attentat-suicide. La rumeur circula que plusieurs insurgés s'étaient infiltrés dans le camp. Personne n'était en mesure de vérifier cette information. Nul n'en connaissait la source. Tout le monde la répéta et l'amplifia. Des soldats belges de la force de réaction immédiate se postèrent devant chaque bâtiment. Ils se tinrent prêts à faire usage de leur arme. Ils furent perçus comme une menace supplémentaire pour les personnels qui continuaient de travailler à leurs tâches urgentes. Sur les toits, des tireurs d'élites s'installèrent. Les entrées du camp furent verrouillées. La rumeur se précisa. L'information circula selon laquelle trois insurgés attendaient la nuit pour attaquer un bâtiment, puis le bruit courut que l'un d'entre eux avait été neutralisé. Aucune de ces informations ne fut confirmée.

Durant la journée, de 11 heures à 18 heures, toutes les dix minutes, les alertes du camp furent répétées, le long hurlement du klaxon puis le message vocal avec deux mots en anglais : «Alerte – Intrusion». Chaque soldat resta confiné dans son local de service. Chacun resta équipé de ses protections – casque et gilet pare-balles – et de son arme. La plupart des personnels n'eurent pas la possibilité de prendre un repas à midi. Arrivés en fin de journée, ils étaient à bout de nerfs et affamés.

Dans la soirée, la situation se normalisa. Les signaux sonores d'alerte furent interrompus. L'ensemble des personnels purent se rendre au seul point de restauration disponible, l'autre restant fermé pour être le lieu de contrôle des civils afghans présents sur le camp. Survint alors l'événement déclenchant. Il était 19 h 45. Cela se produisit quinze minutes avant la fermeture de la cantine. La salle à manger était pleine. Elle avait la dimension d'un gymnase avec plusieurs entrées. La foule était compacte et énervée. Les espaces entre les murs et les tables étaient envahis par les files d'accès à la rampe de libre-service. L'attente était de trois quarts d'heure alors qu'elle n'était que de quelques minutes habituellement. La tension était forte. Chacun sursautait au moindre bruit. Les personnels gardaient le sentiment d'une menace. Ils constituaient une cible de choix pour un attentat-suicide. Dans ce réfectoire, un engin explosif pouvait faire une centaine de victimes. Les soldats se hâtaient de prendre leur repas et partir.

À ce moment une femme de service pakistanaise sortit des cuisines et cria dans le brouhaha de la salle. On comprit après coup qu'un colis suspect d'être piégé avait été repéré et qu'elle demandait l'évacuation des lieux. Les uns dirent que la femme s'était exprimée dans sa langue natale, d'autres dirent qu'elle aurait crié : « *Bomb ! Bomb !* »

Sur le coup, la plupart des militaires restèrent figés. Ils essayaient de comprendre la situation. Certains pensèrent qu'elle se disputait avec un autre employé de la restauration. Sans bouger, chacun se tendit dans l'attente de la suite. Puis un serveur avança vers les clients et hurla : « *Out ! Out !* », le bras tendu vers la sortie du fond.

Il déclencha la panique.

Les militaires du premier rang, qui avaient en tête l'attentat du matin contre leur contingent, réagirent comme si un insurgé avait fait irruption dans la salle pour les tuer. Ils foncèrent dans la direction indiquée. Des cris furent poussés dans chaque langue. La confusion s'installa. Ce fut l'invincible mouvement d'une marée humaine. Beaucoup se ruèrent vers cette même sortie, négligeant les autres. Les personnes sur leur passage étaient bousculées. Les moins lourdes, les plus petites, surtout des femmes, tombèrent et furent piétinées. Quelques personnes tentèrent de contenir la panique, crièrent : « *Calm down! Slowly!* » En vain. Les fuyards étaient sourds, gesticulant avec fureur pour dégager ceux qui faisaient obstacle à leur fuite.

Sur place, les militaires belges dévolus à la sécurité renversèrent les tables pour s'en faire un écran. Ils s'embusquèrent. Sortirent leurs armes. Les pointèrent dans la direction des cuisines d'où affluait la masse des fuyards. Les claquements des fusils, des chargeurs engagés, des culasses armées, se mêlèrent aux cris. À la vue de cette force prête à réagir et aux bruits de leurs armes, les fuyards furent pris d'une panique supplémentaire. Ils ne voyaient que ces armes prêtes à faire feu vers eux. Ils se sentirent menacés autant par les gardes que par les terroristes qu'ils imaginaient dans leurs dos. Dehors, d'autres soldats s'embusquèrent. Ils tenaient en joue les fuyards. Les mêmes bruits d'armes firent écho tout autour du site. Les militaires qui ne portaient pas d'arme, ce qui était le cas des personnels de l'hôpital, étaient dans l'incapacité de se protéger. Ils étaient dans la ligne de mire des commandos. Par chance, aucun coup de feu ne fut tiré. Si un coup de feu était parti, il aurait déclenché une incontrôlable tempête de tirs et c'eût été un carnage.

En quelques minutes, la situation s'apaisa. Les personnes dehors regardèrent, hébétées, de droite et de gauche pour comprendre ce qui venait de se produire. Le sol était jonché d'objets divers et de mobilier de cuisine renversé. Personne n'avait tiré malgré la très grande tension. Personne n'était mort. Il y eut plusieurs dizaines de blessés avec des contusions. Des gestes de secours furent observés. Des personnels tiraient par le vêtement celles et ceux qui avaient chuté dans leurs courses et qui se faisaient piétiner. À cinquante mètres de là, les soldats qui étaient pris dans d'autres activités, comme à la salle de sport, ne furent pas concernés. C'est en sortant de leur salle qu'ils apprirent qu'il y avait eu un mouvement de panique. Aucun insurgé ne fut repéré dans le camp. L'information erronée persista qu'un individu aurait pu s'enfuir devant la menace des forces de sécurité. Nous apprîmes ensuite que le colonel afghan meurtrier, responsable de l'attentat du matin, avait été célébré comme un héros national avec un rassemblement de plus de quinze mille personnes à ses obsèques.

Dès le début du séjour, nous perçûmes comme une menace les militaires afghans dont nous étions les alliés. Le premier soldat français que nous eûmes à traiter était un blessé de la face. Lors d'une patrouille de nuit, il reçut par-derrière un coup de feu dans la mâchoire qui fut pulvérisée. L'auteur du tir était un soldat afghan. À son arrivée, le blessé était conscient. La moitié inférieure de son visage était emballée dans un pansement énorme que le sang avait rougi. Alors que les chirurgiens se préparaient à examiner sa plaie, il se passa une scène étrange. L'infirmière qui complétait le dossier fit remarquer qu'on n'avait pas son nom. Il leva la main et fit le geste d'écrire. Il ferma ses doigts sur un stylo qu'on lui glissa. Sur un calepin, il fit une à une les lettres de son nom et de son prénom. Les gestes des chirurgiens et des infirmières restèrent suspendus par le calme et la lucidité de ce blessé. On se souvient toujours du premier blessé. Celui-là m'avait marqué par son courage et aussi par l'absurdité de sa blessure, que nous pouvions supposer intentionnelle. Nos sacrifices semblaient se retourner contre nous. Les statistiques révélaient qu'un soldat sur trois de l'armée afghane désertait après avoir reçu son arme. Les Américains avaient perdu la trace d'une centaine de fusils d'assaut confiés à l'armée afghane. Nous combattions un ennemi qui s'équipait avec nos armes. Nos efforts décuplaient les ressources de l'adversaire. Plus nous mettions de l'énergie pour combattre les talibans, plus ils étaient nombreux et forts.

C'était le paradoxe de cette guerre. Une réflexion de Henry Kissinger tournait dans mon esprit. Il disait qu'une armée conventionnelle perdait la guerre tant qu'elle ne l'avait pas totalement gagnée tandis que la guérilla gagnait la guerre tant qu'elle ne l'avait pas totalement perdue. Dès notre arrivée, il était question de notre départ. Nous ne pouvions pas partir sans avoir gagné. Pour gagner il fallait mettre plus de moyens, c'est-à-dire déployer plus de soldats et plus d'armement sur le terrain. Par le jeu de bascule des Afghans, cela ne pouvait qu'aboutir au renforcement des rebelles que nous combattions. Sur le terrain, nous n'avions pas le choix. Il fallait tenir. Faire notre travail le mieux possible.

Bilal et Saïda

Lorsque je rencontrai Bilal, il était déjà hospitalisé depuis un mois. C'était un garçon de 12 ans, victime d'un accident de la route. Il avait transité par l'hôpital de Jalalabad où ses fractures avaient été immobilisées. Il présentait aussi des blessures à la vessie. Deux sondes furent mises en place pour drainer les urines : l'une à travers la peau et l'autre par le pénis. Il avait été orienté vers KaIA quatre jours plus tard. Le traitement chirurgical des fractures du fémur et du bassin fut effectué avec la mise en place d'un fixateur externe. Pour celui qui en connaît l'usage, cet appareil métallique est salvateur. Pour le profane, cet assemblage ressemble à un instrument de torture. Des tiges traversent les chairs pour accrocher les fragments d'os. Relié à l'extérieur par des vérins, l'ensemble des tiges constitue une armature rigide qui permet au squelette de se réparer dans un alignement parfait.

Ce fixateur externe fut maintenu trois mois. Bilal garda le lit aussi longtemps. Chaque jour à la visite il se plaignait de crampes dans le bassin et dans les jambes, surtout à droite. Du regard, il cherchait un interlocuteur qui s'apitoierait. Chaque jour, il suppliait le chirurgien de lui enlever ces tiges de fer qui surgissaient de son corps et qui, dans son esprit, le clouaient dans son lit de douleur. À chaque visite, nous inventions des stratégies pour le faire patienter : des jeux de mains, des jeux de pieds, des compliments, l'exercice de parler sa langue, lui promettre une promenade en fauteuil roulant. Cela n'empêchait pas Bilal de réagir par des larmes et des gémissements lorsque l'interprète traduisait la décision du chirurgien de différer le geste libérateur parce que le bilan de santé n'était pas favorable. Le jour où ces tiges furent enlevées fut un moment de grande joie pour lui.

L'immobilisation avait affaibli Bilal. Sa masse musculaire avait fondu. Il compensait cette perte physique par une étonnante vigilance. Il passait son temps à scruter les allées et venues du personnel. Il nous connaissait tous. Il savait se faire comprendre en anglais et en français. Il était le plus jeune et, en durée d'hospitalisation, il était aussi le plus ancien de sa chambrée. Autour de lui, il y avait des adultes et des vieillards. Bilal était le maître des lieux car il pouvait communiquer avec les soignants. Lorsqu'en l'absence des interprètes une infirmière formulait une demande, il était celui qui traduisait pour ses cothurnes. Les adultes parlaient à voix basse. Ce petit personnage avait une emprise sur la chambrée. Bilal parlait d'une voix forte. Il y avait dans leur chambre une télévision qui diffusait des programmes afghans. La télécommande était toujours dans la main de Bilal. Curieux bonhomme que ce blessé si jeune, si fragile et si brave qui arrivait à tordre le nez au malheur.

Le chirurgien opéra son obstruction urinaire. Bilal put uriner normalement. Il était sous perfusion depuis son arrivée pour une infection qui résistait aux antibiotiques. On put passer aux médicaments par voie orale. Le tuyau fut enlevé. Libéré de son fil à la patte, Bilal put dès lors se déplacer avec les béquilles. Lorsqu'il passait près des infirmières et des médecins, il faisait exprès de souffler avec bruit. Nous entendions son effort et nous suspendions notre travail pour l'observer. Il mettait sur son visage une mimique de lutte et d'application. Nous lui adressions des encouragements.

Un journaliste passa à KaIA faire un reportage pour une radio internationale. Devant la chambrée, il fut happé par Bilal. Il s'installa pour l'enregistrer. Il demanda à l'enfant ce qu'il voulait faire une fois sorti de l'hôpital. Nous nous attendions à une réponse de gamin qui parlerait de jeux et de fêtes en famille. Bilal répondit qu'il voulait faire des études à la faculté, passer un diplôme de français et travailler comme interprète à l'hôpital.

Sa réponse me plongea dans une inquiétude. Nous avions rendu à ce jeune garçon la capacité de marcher. Nous avions réparé ses voies urinaires. Les soins avaient duré peut-être trop longtemps. Bilal ne projetait plus son avenir chez les siens. Il envisageait le futur avec nous. Sa réponse était celle d'un déraciné. Comment allait-il reconstruire sa place dans la société ? Il s'était adapté à notre univers. Bilal était depuis quatre mois à l'hôpital. Il ne parlait pas de sa mère et de son oncle dont il recevait pourtant les visites régulières. J'avais la crainte qu'il ait perdu le lien avec sa famille. Saurions-nous tenir une place à la hauteur de son attente ? Lorsque je réfléchissais sur l'avenir de Bilal, je me disais que nous aurions tous quitté l'hôpital quand lui y serait encore. Il était même probable que KaIA n'existerait plus avec la date annoncée du prochain retrait des troupes. Au départ des forces françaises, la coalition pouvait confier la gestion de l'hôpital à un autre pays. La Tchéquie était sur les rangs. La Bulgarie aussi. Dans cet univers incertain, quel pouvait être l'avenir de Bilal ?

Un matin à la visite, le médecin et le chirurgien discutèrent de l'état de Bilal. Ils envisagèrent de le faire sortir le lendemain. Ils se regardèrent puis se tournèrent vers nous : « On lui annonce ? »

Nous décidâmes que oui.

Bilal comprit. Il avait saisi l'enjeu de notre discussion. Il savait que nous prenions la décision de son départ : « *When ?* » interrogea-t-il, inquiet.

On le lui annonça. « *Tomorrow ? Tomorrow ?* », il n'en croyait pas ses oreilles. Son visage exprimait la surprise, l'incrédulité, puis une joie, une allégresse. Il répéta « *Tomorrow !* Demain ! Demain ! » Il fut saisi d'un rire. Il prit mon bras et tira dessus. Il se redressa dans son lit puis posa ses pieds au sol. Il se mit debout sans aide. Il voulut nous monter qu'il pouvait se déplacer seul. Nous eûmes peur qu'il tombât. Nous fîmes un mouvement pour le retenir. Il ne tomba pas. Il était maintenant debout et nous regardait. Sa voix redevint la voix d'il y a quelques semaines avec les intonations de gémissement. Une voix d'enfant avec des modulations, une mussitation, un chant à bouche fermée. Puis il reprit une posture de maturité. Il annonça cette décision comme la sienne : « *I leave tomorrow.* »

Il nous désigna du doigt et dit : « *Good doctors, good nurses, good hospital.* » Il leva les bras au ciel. Il applaudit.

Quelle joie. Ce fut un moment de grâce. Tout le monde souriait. Les autres patients lui firent des remarques bienveillantes dans leur langue. Bilal était ravi. Il était heureux. Pourquoi m'étais-je inquiété ?

La nuit était tombée lorsque le bureau reçut un message annonçant l'arrivée d'une extrême urgence. Une heure plus tard, l'hélicoptère déposait une fillette blessée. Le message indiquait qu'elle avait été renversée par une voiture. En temps de paix comme en temps de guerre, la circulation routière produit ses victimes avec la même indifférence. L'enfant âgée de 5 ans était accompagnée d'un oncle qui disparut aussitôt que l'enfant fut installée dans le service des soins intensifs. Les procédures de réanimation commencèrent. Nous ne saisîmes pas tout de suite la place que cette petite allait occuper les semaines suivantes.

Nous étions habitués à la présence d'enfants brûlés ou blessés. La mission nous éloignait de nos familles. Les jeunes Afghans hospitalisés étaient séparés de leurs parents. Il manquait à eux comme à nous une ressource affective et il se produisait une attraction compensatrice. Nous établissions des connivences qui égayaient le quotidien. Nous inventions des jeux. Nous puisions des forces dans la gratitude qu'ils exprimaient. Nous fûmes pris au dépourvu avec Saïda. Elle était si petite.

À son arrivée, elle était consciente et geignait. Malgré ses faibles forces, elle se débattait. Elle s'opposait aux infirmières qui mettaient les mains sur elle. Elle essayait avec obstination d'enlever les capteurs installés sur son corps pour mesurer l'activité cardiaque et la saturation en oxygène. L'anesthésiste l'endormit. Le bilan révéla une importante contusion pulmonaire. Seul un faible volume d'air pouvait entrer et sortir. Le rendement respiratoire était insuffisant. Elle s'étouffait. Il fallait libérer les espaces thoraciques. L'anesthésiste plaça deux drains en haut de chaque poumon pour évacuer l'air captif. Puis il plaça deux drains en bas pour aspirer le sang qui s'écoulait dans la plèvre. Elle fut ensuite placée sous oxygène.

Le lendemain, je passai la voir. Saïda était toujours sous sédation. Elle avait un visage apaisé et semblait dormir comme n'importe quel enfant. Sur le corps, on voyait un enchevêtrement de tubes, de tuyaux et de câbles qui sortaient de ses bandages. Une infirmière avait fait sa toilette. Elle nous indiqua que la petite devait se rendre à une fête lorsqu'elle fut accidentée car elle avait des cheveux propres, coupés, peignés et teints. Elle avait les yeux maquillés avec du khôl. Saïda semblait une poupée que l'accident avait jetée vers la mort. Cette poupée prit une place grandissante dans nos préoccupations quotidiennes. De ce corps qui palpitait nous fîmes au jour le jour la raison d'être de notre présence dans ce pays étranger. Nous étions là pour l'arracher aux griffes de la mort. Je savais que cet investissement affectif pouvait être un piège. C'est un phénomène que connaissent les acteurs de la médecine humanitaire. Une psychiatre qui m'avait précédé six mois plus tôt m'avait averti des risques que faisaient peser sur le moral des équipes médicales ces enfants gravement blessés que les parents amenaient aux médecins français. Ces cas étaient parfois désespérés. Le décès des enfants entraînait une souffrance qui épuisait leurs ressources déjà bien entamées par les blessés et les morts des combats.

Dès le deuxième jour, des complications surgirent. Un nouveau problème apparut. Le biologiste indiqua que les corps cétoniques étaient présents à un haut niveau dans les urines. L'enfant était à jeun depuis trois jours. Saïda ne pesait que quinze kilos. Elle n'avait aucune réserve énergétique. Les réanimateurs lui administrèrent du glucose en perfusion et décidèrent de l'alimenter par une sonde gastrique. Nous étions engagés dans un combat qu'il fallait tenir sur le temps long.

Au matin du troisième jour, Saïda se réveilla. Son visage marquait la douleur et l'inquiétude. Elle avait les bras entravés pour ne pas qu'elle arrachât les perfusions et les dispositifs de surveillance. Elle s'agitait. Les réanimateurs décidèrent de reprendre la sédation et vers midi elle retrouva un visage de poupée qui dormait. Ce petit corps, si jeune, qui luttait pour la vie, déclenchait en nous des élans de tendresse. J'eus envie d'avancer ma main pour caresser sa joue. C'eût été ajouter un danger supplémentaire. La surveillance biologique avait détecté une infection respiratoire qui nécessita la mise en route d'un traitement antibiotique. Au fond de nous-mêmes, des questions travaillaient notre conscience. Est-ce que c'était elle qui se maintenait en vie ou bien était-ce la vie qui se maintenait en elle ? Nous croisions les doigts.

Au matin du jour suivant, Saïda s'éveilla à nouveau. Les infirmières mirent dans ses mains une peluche, un petit lapin vert. Elle la prit. On avait installé sur son doigt un capteur de saturation en oxygène. Saïda regardait, étonnée, la lumière rouge que le petit appareil diffusait sur sa peau. Elle esquissa des sourires puis se rendormit. Elle s'épuisait. Le réanimateur restait vigilant. Il pensait l'extuber de façon à restituer au plus tôt à l'enfant son autonomie respiratoire. À ce moment, c'était encore la machine qui la faisait respirer. Comme les drains thoraciques ne ramenaient plus de liquide, il pensait aussi les enlever dans les jours à venir. À chaque temps des soins, il devait calculer le risque de surinfection du tissu pulmonaire écrasé dans la contusion. Chaque tuyau pouvait être la porte d'entrée d'un germe qui pouvait l'emporter. En fin de journée, il fit le constat que Saïda se fatiguait vite. L'équipe prit la décision de ne pas l'extuber. On allait attendre encore.

Au matin du cinquième jour, Saïda était bien réveillée. Elle paraissait tranquille. Le réanimateur annonça qu'il allait enlever la sonde d'intubation. Le temps de le dire et Saïda le fit, seule. D'un mouvement lent mais précis elle enleva les deux sondes, la sonde trachéale emportant avec elle la sonde gastrique. Elle eut un vomissement. Ses yeux mouillés regardaient le vide. Ses narines palpitèrent. Puis elle s'apaisa. Elle ferma les yeux dans un semblant de sommeil. L'infirmier mit un masque sur son nez pour lui apporter un supplément d'oxygène. Ce jour-là Saïda reçut beaucoup de visites du personnel de l'hôpital qui s'était attaché à son émouvante histoire. Lorsqu'elle ouvrait les yeux son regard était triste. Les infirmières se succédaient pour lui donner un peu de joie en faisant danser la peluche verte. Chacun espérait un sourire.

« C'est moyen ! » commenta le réanimateur au sixième jour. Elle supportait bien l'extubation, mais sa respiration lui coûtait un effort constant malgré l'oxygène fourni en permanence. On voyait à son cou palpiter les carotides. Elle se battait. Son combat mêlait l'instinct et la bravoure. Un soignant lui avait donné un jouet électronique qui faisait un bruit désagréable de crécelle. Elle appuyait en permanence sur le bouton. Elle utilisait la nuisance sonore du jouet pour accompagner sa lutte respiratoire.

Au septième jour, Saïda tenait bon. Elle était entourée par l'équipe médicale. Les infirmières étaient près d'elle. Une aide-soignante lui avait donné le quartier d'une pomme. La petite mordait dedans avec voracité. Ils l'avaient installée sur un drap rose qu'ils avaient teinté avec du mercurochrome. Ils avaient placé devant la petite fille une assiette avec une tartine de confiture et des morceaux de fruit. Son lit ressemblait à une bonbonnière.

Le réanimateur donna les nouvelles. L'état de Saïda restait inquiétant. Certes elle mangeait, elle jouait, elle prenait des positions de confort, mais sa respiration était un problème persistant. Le rythme respiratoire restait anormalement élevé. Elle avait une forte concentration de gaz carbonique dans son sang, ce qui montrait que sa fonction pulmonaire restait altérée. À tout moment elle pouvait décompenser. Il fallait être prêt à la réintuber en cas de défaillance. Voir son visage aux traits si fins. Voir ses yeux emplis du désir de regarder le monde. Entendre le gémissement qui accompagnait chacune de ses inspirations. Suivre son halètement sans repos. Savoir sa vie si menacée alors que sa petite bouche accrochait la pomme pour en prendre un morceau. L'émotion était à fleur de peau.

Au huitième jour, l'état de santé de Saïda se normalisait. Restait le problème du poumon gauche. L'air n'y pénétrait pas. Elle respirait avec un seul poumon et cela n'était pas satisfaisant. Saïda était calme dans son lit. De sa petite main, elle émiettait sans attention une tartine posée devant elle. Elle paraissait dans ses pensées. Les doigts bougeaient machinalement. Elle ne semblait pas souffrir. Dès qu'elle percevait notre présence, elle revenait à la réalité. Ses sourcils se fronçaient imperceptiblement. Elle était inquiète. De notre côté, nous l'étions moins. Chaque jour qui passait s'éloignait de la zone de danger. Nous franchîmes le cap des dix premiers jours. Dans son lit, Saïda jouait avec sa peluche. Elle lui mettait et lui enlevait des morceaux de sparadrap. Ses petits doigts étaient agiles. Le reste du corps bougeait peu. Elle était tassée, en position semi-assise pour faciliter la respiration. Elle était toujours sous oxygène. Sur les écrans des moniteurs de surveillance les paramètres respiratoires n'évoluaient plus. Elle ne parlait pas. Elle jetait quelques regards autour d'elle lorsqu'il y avait du mouvement dans la salle puis elle se repliait sur l'univers de ses petites mains, le regard fixé sur la peluche. Elle évitait d'entrer en relation avec les personnes qui s'affairaient autour d'elle. Comme tous les enfants, elle disait non en tournant la tête de gauche à droite. Nous pensions à son avenir avec inquiétude. Cette enfant allait rester handicapée, essoufflée au moindre effort. Chaque épisode d'infection pulmonaire, le plus petit rhume, pouvait la tuer. Dans son lit, la petite nous regardait de ses grands yeux inquiets. Seule la main bougeait. Elle frottait du doigt la couverture. L'interprète passa près d'elle. Elle lui parla et c'est la première fois que j'entendis sa voix. Un chuchotement d'enfant timide. Elle voulait que son oncle revienne près d'elle. Sa mère n'était toujours pas venue la voir. Son village était loin de Kaboul. Elle avait pleuré la veille quand son oncle était parti. Elle était triste. Je constatais que la tristesse est un sentiment qui n'est éprouvé que lorsque le danger s'est éloigné.

Je dus m'absenter pour une mission de quelques jours à Tagab. À mon retour à l'hôpital, une scène inattendue me cueillit à froid. Je fus saisi par l'émotion. Au bout du couloir, deux petites filles marchaient la main dans ma main. La plus petite en taille semblait mener la deuxième qui avançait avec lenteur. La plus petite avait une grave brûlure au bras droit pour laquelle elle recevait des soins depuis plusieurs semaines. De sa main valide, elle tenait la main de la deuxième enfant, Saïda, qui avait quitté l'unité des soins intensifs. Saïda était debout. Elle marchait. Je ne l'avais vue que dans son lit de réanimation, branchée à des tuyaux et des capteurs. Là, devant moi, une petite fille comme les autres marchait à la découverte du monde. Elle n'avait plus d'assistance respiratoire. Elle allait bientôt partir.

Adieu Saïda. Qu'es-tu devenue ? Je ne peux repenser à l'Afghanistan sans que revienne cette interrogation. Je repense à ce que tu nous as fait éprouver. Que la vie est si fragile. Que nous trouvons nos forces dans la lutte contre la mort.

De Tora à Tagab
(première partie)

5 heures du matin. L'aéroport était silencieux. Le camp baignait dans une semi-obscurité. Il n'y avait pas de vent. L'air était sans poussière. Les personnels dormaient encore. Les véhicules étaient alignés sur les parkings. Je profitai de la fraîcheur pour trottiner. Aux abords de l'entrée, les sentinelles afghanes finissaient leur garde. La première était assoupie, la seconde surveillait une cafetière posée sur un brasero. La protection était assurée par les commandos belges postés un peu plus loin. La journée commençait dans une routine tranquille. Ce n'était pas le cas du chirurgien que je croisai. Il avait opéré des blessés durant la nuit et allait se coucher. Je pris le petit déjeuner puis partis rejoindre l'équipe médicale pour la visite des

patients hospitalisés. En milieu de la matinée, j'allais chercher mon linge à la blanchisserie. Je passais ranger mes affaires lorsque je vis le chirurgien sortir de sa chambre. Il n'avait pas dormi plus de quatre heures. Un message venait d'annoncer l'arrivée d'un blessé : « Plaie thoracique transfixiante par balle. »

L'hélicoptère arriva. Le blessé était en arrêt cardiaque. Les brancardiers poussaient le brancard aussi vite qu'ils le pouvaient. En courant à côté d'eux, l'urgentiste prodiguait un massage cardiaque externe. Je vis l'homme à son entrée au bloc. Ses yeux grands ouverts ne regardaient rien. Les chirurgiens s'affairèrent pendant que les réanimateurs essayaient de maintenir un flux sanguin dans ce corps déjà sans vie. Les poches de transfusion étaient consommées les unes après les autres. Ouverture du thorax pour chercher l'origine du saignement. Le poumon était dilacéré à deux endroits. Le cœur était intact, mais flasque. Le chirurgien prit le cœur dans ses deux mains pour le masser. L'hémorragie persistait. La balle avait fait exploser deux vertèbres. Il fallut ouvrir l'abdomen. Les chirurgiens piétinaient dans une mare de sang. Chacun disait à haute voix ce qu'il voyait et ce qu'il faisait. Tout était noté. Leurs gestes étaient calmes et rapides. Je voyais quatre mains expertes s'activer à chaque étage d'un corps qui ne réagissait pas.

J'appris plus tard les circonstances de cette blessure. Le jeune homme était l'opérateur radio d'un véhicule blindé. Ils roulaient en convoi. Ils avaient manœuvré pendant quarante-huit heures. Ils avaient été harcelés par les talibans. Lors d'un franchissement, un véhicule fut enlisé. Le convoi dut s'immobiliser. Sans capacité de manœuvre, ils devenaient vulnérables. Les ennemis les prirent en embuscade. Sous les tirs ennemis, le véhicule du jeune homme fut positionné pour mettre à l'abri l'équipe de dépannage. Les balles ricochaient sur les plaques d'acier. Le pilote du blindé ne parvenait pas à protéger sa tête. Le volet d'acier qui devait le coiffer restait bloqué. C'est alors que le jeune homme quitta la sécurité de sa tourelle, sans casque ni gilet pare-balles, sauta sur l'avant, manœuvra la trappe à la main puis remonta dans la tourelle. Il s'était exposé au feu ennemi pour protéger son camarade. Le convoi reprit la route jusqu'à Tora. Ils arrivèrent épuisés à l'entrée de la base. Le passage se fit dans le désordre. Les véhicules se présentèrent sur deux files. Avant d'entrer dans le camp, chaque soldat devait descendre et décharger son arme. Un soldat fit une mauvaise manipulation. La balle partit vers le véhicule blindé. Au même moment, le chef de char baissait sa tête pour ranger ses cartes. La balle passa au-dessus de lui et frappa le transmetteur.

Après une heure de réanimation intense, l'équipe mit un terme à la tentative. D'autres blessés étaient annoncés. Il fallait libérer le bloc. Avec des gestes calmes, les chirurgiens refermèrent et nettoyèrent le corps. Les instruments furent rangés. L'homme fut recouvert d'un drap et conduit à la morgue. Je rejoignis l'équipe en charge des soins mortuaires. Les prévôts procédèrent à l'identification médico-légale du cadavre et prirent des photos. Le corps fut habillé d'un treillis neuf. Le visage couleur de cire était celui d'un jeune homme calme.

Je préparai mon sac en prévision d'un départ vers Tora où je devais prendre en charge les militaires affectés par ce drame. Le matin de mon départ, un attentat à Joybar fit cinq morts et des blessés graves. Nous vîmes les blessés arriver un à un. Ils étaient membre du groupement commando parachutiste, l'élite de leurs unités. L'attentat venait de décimer nos soldats les plus aguerris. Leurs corps présentaient des blessures multiples. L'un d'entre eux portait trois garrots, un à chaque bras et un autre à une jambe. Je quittai l'hôpital dans un moment d'intense activité et partis pour un séjour prolongé dans les zones de combat.

La première partie du trajet se fit en voiture. Les forces de l'OTAN étaient équipées de puissants véhicules tout-terrain. Seules les vitres étaient blindées. Elles pouvaient arrêter des pierres mais pas des balles. Je m'installai derrière le chauffeur. Il fallait quatre heures pour rejoindre la base de Tora. Nous traversâmes Kaboul et ses rues embouteillées. À chaque arrêt, nous étions sur nos gardes. Aux faubourgs de la capitale, la circulation fut plus fluide. Le copilote surveillait la route. Nous étions casqués, armés, équipés d'un gilet pare-balles, y compris la jeune vaguemestre qui assurait le convoyage du courrier. Elle était silencieuse. Elle ne semblait pas affectée par le danger. Le copilote mit une cassette de musique, un rock puissant qui cassait les oreilles. Le chanteur hurlait : « *On the highway to Hell...* » « Sur l'autoroute de l'enfer ». Le chauffeur et le copilote chantaient ensemble le couplet. Cela leur donnait du courage. Je regardais la vaguemestre. Elle fermait les yeux et semblait endormie. Il fallut franchir un col. La route de montagne était saturée de poids lourds qui ralentissaient la circulation. Des imprudents doublaient à l'aveugle dans les virages. Des hommes en armes, non identifiables, étaient postés çà et là. Nous étions incapables d'évaluer la menace. Puis ce fut la descente. Nous longeâmes la vaste étendue d'eau du barrage de Naghlu. De là nous prîmes une petite route qui nous mena au pied d'un vaste plateau minéral surplombé par le mont Dzigay Ghar qui culminait à mille cinq cents mètres. L'endroit était désertique. La base de Tora était établie sur cette tour rocheuse.

C'était une enceinte allongée protégée par de hauts murs de moellons. Les baraques de chantier qui constituaient l'infirmerie étaient disposées de manière à créer un patio aménagé avec du mobilier de récupération. L'ambiance était douillette. Du café chaud était disponible. Chacun y laissait ses affaires en toute confiance. On y trouvait des paquets de cigarettes, des armes, une montre, un bracelet tressé. Des catalogues militaires et des revues de sports mécaniques traînaient sur les tables, usés par des mains qui les avaient lus des dizaines de fois. C'est là que m'attendait l'auteur du coup de feu qui avait entraîné la mort de son camarade. Il était recroquevillé. Il avait un livre à la main, mais son regard traînait dans le vide. Je m'assis à côté de lui et me présentai. Un long moment de silence passa. « Un cauchemar », murmura-t-il. Il continuait à regarder devant lui. « Que dire ?... Je n'ai rien à dire... je ne peux rien dire... Je voudrais... » Sa parole s'arrêtait. Comme suspendue. Je l'aidais en reformulant les phrases qu'il avait prononcées : « C'est difficile de trouver quelque chose à dire... » Il se mit à parler. Au début par de courtes phrases inachevées. Je les répétais pour l'inviter à les terminer. Il disait qu'il vivait un cauchemar, qu'il ne pensait qu'à ça depuis quarante-huit heures, qu'il voulait se réveiller, sortir de ce mauvais rêve. Il aborda le sujet de la famille du défunt. Il était obsédé par la souffrance des parents. Je poursuivis l'échange : « Que souhaiteriez-vous leur dire ? » Il répondit : « Je donnerais mille fois ma vie si cela pouvait leur ramener leur fils ! » Je lui suggérai d'écrire cela. D'abord la proposition lui sembla incongrue, puis il se laissa convaincre par la perspective qu'il apporterait un apaisement aux parents. Il prit un stylo et une feuille volante : « Madame, monsieur. Je sais que je ne peux pas connaître votre douleur... » Petit à petit, les mots venaient. Il raconta que leur fils était un très bon camarade et un soldat courageux, qu'ils avaient vécu ensemble, les derniers jours, des moments intenses de combat. Il écrivit ensuite qu'il était accablé par la responsabilité du malheur qui les frappait. Après avoir rédigé cette lettre, il leva enfin la tête. Son regard accrocha à nouveau celui des autres. Une difficulté apparut à ce moment. Ses camarades lui vouaient une colère qui ne s'apaisait pas. Il fallut l'évacuer.

Sorti de l'infirmerie, devant le central opération, il y avait un poteau de bois sur lequel étaient clouées des flèches tournées vers l'ouest. De haut en bas, on y voyait différentes indications : « Paris 5 597 km, Saint-Tropez 5 313 km, Colmar 5 478 km, Calvi 5 286 km, Angers 5 771 km, Le Mans 5 710 km. » Chaque contingent marquait sa garnison d'origine et la distance qui l'en séparait. Le central opération était un chalet de bois. À l'intérieur, des planches fixées au mur servaient de table. C'était un foutoir. Un alignement d'ordinateurs, une jungle de câbles, des cartes topographiques, des fauteuils disparates, défoncés et sommairement réparés. Des hommes et des femmes étaient au travail. De grands écrans de télévision étaient accrochés aux murs. L'un restituait la vue aérienne du théâtre des opérations survolé par un drone. Sa performance optique permettait de distinguer un chat à dix kilomètres. L'autre écran affichait une suite de messages qui transcrivaient les opérations en cours. Au fond, seul, basculé en arrière sur son fauteuil, un officier était plongé dans un magazine de reportage grand public. C'est lui que je vis en premier. Les autres étaient dans la pénombre, absorbés par leurs tâches. Aucun d'eux ne bougea lorsque j'entrai dans le local. Après le drame des jours précédents, ils retrouvaient la routine du camp.

Un peu plus loin, il y avait une chapelle nommée Notre-Dame-des-Victoires, jumelée à l'église du même nom à Paris. Elle était installée dans un blockhaus construit par les Soviétiques vingt ans plus tôt. Un escalier plongeait sur une petite pièce enterrée. L'intérieur était frais, sobre et clair. Les lieux étaient sous la protection de saint Maurice, saint patron des fantassins. Sur l'autel était posée la photo du soldat défunt. Son regard clair était fixe. À côté, tremblait la flamme d'une bougie.

Je m'occupai ensuite du groupe de combat affecté par la mort de leur camarade. Ils étaient une quinzaine de personnes. Le seul endroit disponible pour les recevoir était la popote du chef de corps. C'était une tente rustique. Les tables étaient alignées. Il y avait un vague salon surplombé d'un parachute déployé. Dehors, il y avait du mobilier de jardin protégé du soleil par un filet de camouflage. Le groupe entra dans la popote. Ils étaient gênés de se trouver dans ce lieu réservé aux cadres. Ils étaient aussi embarrassés à l'idée de parler à des « psys ». Une psychologue militaire avait préparé cette réunion. Sa mission se terminait. Elle repartait sur Kaboul le jour même et je prenais sa relève. Je me présentai au groupe et expliquai pourquoi j'étais là. Je donnai des informations sur le stress et les états de stress dépassé. Puis chacun fut invité à faire le récit de ce qu'il avait vécu. Ce fut un moment prolongé de tension. Deux soldats avaient sorti leur couteau de chasseur qu'ils manipulaient sans cesse, ouvrant la lame puis la laissant se refermer avec bruit. Un à un, les hommes s'exprimèrent. Leur langage était infiltré d'idiomes et d'expressions militaires. Ils avaient un vocabulaire propre. Ils utilisaient les acronymes de leurs matériels et de leurs procédures. TIC est l'acronyme anglais de *troop in contact*. Un TIC est un accrochage direct par des hommes armés. « Se faire tiquer » signifie se faire attaquer par des insurgés.

Le groupe raconta les attaques qu'ils avaient essuyées dans les dernières quarante-huit heures. Ils racontèrent l'enchaînement des événements jusqu'à l'accident mortel. Ils décrivirent les émotions successives, alternées ou concomitantes que chacun d'eux avait éprouvées devant leur camarade mortellement blessé. Il y avait de la surprise, de la sidération, de l'effroi, de la colère, de l'abattement. Ils passaient par des sentiments d'incompréhension, d'injustice et d'indignation. Certains, submergés par une émotion trop forte, ne pouvaient pas parler. Ils évoquèrent la personnalité du défunt, la complicité et les confidences qui avaient marqué leur relation ces dernières semaines. L'un avait appris ses projets de mariage, un autre avait promis de l'inviter chez lui au retour. Chacun traversait l'épreuve de façon différente, en fonction de sa place au sein de ce groupe. L'événement révélait les lignes de forces et les lignes de fracture au sein de ce groupe. Il s'agissait pour chacun de s'y repérer et de retrouver sa place. Après cette séance, je revins à l'infirmerie où je reçus les personnels. Puis je fis le point avec les médecins.

Suite à l'attentat, qui était survenu le lendemain de la visite éclair du président de la République et quelques jours avant la fête nationale, l'état-major prit la décision de suspendre tous les mouvements des forces françaises. Les messages tombaient : « Aucun ravitaillement dans les sept jours à venir – Rationner l'eau et les vivres – Hygiène minimum – Rasage non obligatoire. » J'étais bloqué. Les jours qui suivirent furent difficiles. La météo s'en mêla. Un vent de sable souffla pendant deux jours. Le camp était nimbé d'une brume ocre. Pas de visibilité au-delà de dix mètres. Le soleil était un rond pâle dans le ciel voilé. Il donnait une couleur orange au paysage et aux bâtiments. La nuit, la tempête effaçait les étoiles dans le ciel. La Lune diffusait une clarté grise. Il n'y avait aucune autre lumière. Les montagnes avaient disparu. Nous étions coupés du monde. On m'annonça que la mission devait se prolonger à Tagab. J'allai toutes les deux heures faire le point au poste de commandement. Un vol en hélicoptère fut programmé à 18 heures, puis à 19 heures, puis à 1 heure du matin. À chaque fois, je devais me tenir prêt. « À 3 heures, on lance une nouvelle météo », me dit en pleine nuit l'officier de veille au central opération. J'attendais. Le programme était repoussé d'heure en heure. Impossible de planifier une activité. Impossible de dormir dans un lit. J'avais la sensation d'être nulle part, bloqué hors du temps et de l'espace. Cela se prolongea deux jours et deux nuits.

Deux hélicoptères purent se poser. L'un d'entre eux convoyait le cercueil du soldat mort quelques jours plus tôt. La zone de poser était sur les hauteurs du camp. Sac, casque et gilet pare-balles, je transportai mes affaires jusqu'à la zone de poser. Je grimpai avec trente-cinq kilos sur le dos. J'arrivai sur la zone. Les deux hélicoptères parurent abandonnés. Aucune silhouette. Rien ne bougeait. Je découvris, allongés à l'ombre des hélicoptères ou à même le sol de la cabine, les membres des équipages qui se reposaient. Je les saluai. Ils m'annoncèrent qu'ils attendaient les prochains ordres de vol. Ils essayaient de prendre un peu de sommeil. Certains lisaient. Ils me conseillèrent d'en faire autant. On ne pouvait connaître ni où ni quand nous trouverions une autre phase de repos. J'étais trop tendu pour attendre. Je posai mes affaires et continuai à grimper, attiré par le panorama. Au sol, je ramassai des déchets de tirs d'armes de gros calibre. Je marchais, attiré par la petite hauteur du mont voisin. Je gardai un contact visuel avec les hélicoptères, prêt à les rejoindre au premier mouvement.

J'arrivai au sommet du dôme rocheux. La perspective donnait une sensation de puissance vide et minérale. Je découvrais le camp vu d'en haut. Je voyais les bâtiments et les alignements des véhicules. J'observai les déplacements d'une petite foule. Sous mes yeux se mit en place une cérémonie et je compris le dispositif. Le cercueil contenant le soldat défunt était présenté à ses frères d'armes pour un hommage funèbre.

Un vent de poussière se leva dans mon dos. J'entendis, hachée, la sonnerie d'un clairon. De longues minutes passèrent. Les militaires étaient au garde-à-vous. Rien ne bougeait. Je me mis debout. Le vent sifflait. La troupe salua. Je fis comme eux. Je saluai aussi. Puis je perçus le fragment du chant des hommes. *La Marseillaise.* J'entendis distinctement : « L'étendard sanglant est levé ». Cette phrase me saisit avec une forte émotion. Le vent continuait de siffler. J'arrêtai le salut lorsque je vis la troupe revenir au garde-à-vous. Je quittai la hauteur au moment où je vis le rassemblement se disperser. Je revins vers les hélicoptères. Les équipages préparaient le vol. Je montai à bord de l'appareil que l'on me désigna. Je m'attachai. Par la porte restée ouverte je vis un camion bâché de blanc porter le cercueil vers l'autre hélicoptère. Nous décollâmes. Nous volions en patrouille. Nous franchîmes les reliefs. Nous nous posâmes sur un poste avancé. Avec un signe de la main on m'indiqua de ne pas descendre. On fit le plein carburant sans couper les moteurs. Le vol reprit. Les deux aéronefs prirent alors des directions séparées. Le corps repartait vers Kaboul pour être convoyé jusqu'en France. On me montra un papier où était écrit TAGAB. La main fit un geste qui pointait l'index vers le sol. Quelques minutes plus tard, l'hélicoptère se posa. Les rotors continuaient à tourner. Je descendis dans le bruit et la poussière. Un groupe des soldats me regardait sans bouger. Je compris qu'ils regardaient derrière moi. Une caisse allongée était chargée dans l'hélicoptère qui m'avait transporté. C'était un cercueil. Il contenait le corps d'un soldat mort qui partait vers Kaboul. L'hélicoptère s'envola. Il n'y eut plus que le bruit du vent et des groupes électrogènes du camp. Je franchis l'entrée.

De Tora à Tagab
(deuxième partie)

La base de Tagab était établie sur une terrasse rocheuse au pied du massif de Koh-e Safi. La paroi de cette haute cime prenait de magnifiques couleurs dans la journée. Au lever du jour, alors que les vallées restaient dans l'ombre, elle captait la lumière du soleil et illuminait le paysage. Le soir, elle flamboyait d'un rouge intense. Il fallait un effort pour ressentir une émotion devant cette beauté. La tranquillité n'y était pas. Face au camp, les vallées agricoles de Bédraou et d'Alah Say s'enfonçaient dans la montagne. Des troupeaux de moutons paissaient au pied des arbres fruitiers. Les villages étaient constitués de petites maisons cubiques entourées de hauts murs de torchis. Nous étions dans ce que les militaires appelaient la « zone verte ». La végétation et les dédales entre ces murs étaient propices aux embuscades. Furtifs, dispersés, vêtus comme les paysans, parfois déguisés en femme, les talibans harcelaient les patrouilles. Les bords de routes étaient piégés avec des mines artisanales qu'ils confectionnaient avec des munitions abandonnées. Chaque anfractuosité de la montagne pouvait dissimuler un tireur d'élite ennemi. Installés sur les pentes, les talibans infiltrés du Pakistan descendaient dans la vallée. Ils s'abritaient derrière les enceintes des maisons et préparaient leurs attaques. Aux moyens énormes de la coalition, ils s'opposaient par la légèreté et la furtivité. Ils avaient une kalachnikov, un lance-grenade et un téléphone portable. Ils préparaient des pièges avec quelques kilos d'engrais chimique, un vieux bidon, deux bouts de carton et du papier d'aluminium. Les pièges étaient partout.

Les membres de l'équipe médicale de Tagab avaient assuré quatre jours plus tôt la prise en charge des blessés de l'attentat de Joybar. La tension était retombée. Ils parlaient d'un homme au charisme naturel, celui qui était « le grand frère » que tout le monde connaissait. Ils parlèrent d'un autre qui souriait toujours et dont l'épouse en France venait de donner naissance à leur deuxième enfant. Ils parlèrent de celui qui avait fait, la veille, des confidences sur ses projets d'avenir. Ils parlèrent de celui qui avait donné une bourrade au collègue dont il prenait la relève et qui se plaignait de son retard. Ils parlèrent de celui qui avait un mauvais pressentiment et qui avait annoncé que ce serait sa dernière mission, car il voulait se consacrer à sa vie familiale. L'équipe médicale avait côtoyé ces combattants aguerris, entraînés à toutes les actions, habiles à toutes les armes, habitués à tous les théâtres d'opérations, qui prenaient en charge les situations les plus périlleuses, qui assuraient la protection des infirmières et des médecins dans leurs déplacements dans la zone verte. Leur absence était lourde à porter. Il fallait se relever.

La *choura* est une assemblée qui réunit les autorités traditionnelles afghanes. Elles inauguraient ce jour-là la mise en place d'un réseau électrique au profit du village. Le chantier avait été réalisé par les militaires français. La coalition était engagée dans les actions de soutien auprès de la population civile. La semaine précédente, c'était la construction d'une école. La semaine suivante ce devait être la livraison d'une chambre froide pour valoriser la vente hors saison des produits maraîchers. Les soldats étaient impliqués dans un patient travail devant permettre à la population afghane de passer d'une économie de guerre à une économie de paix.

Cette *choura* était un moment sensible car elle rassemblait beaucoup de monde en un même endroit. Pour l'inauguration, il avait fallu prévenir les responsables locaux. Les insurgés pouvaient avoir été informés de la date et du lieu de l'événement. Le risque d'attentat était grand. La préparation du site commença dès 4 heures du matin. Elle se fit en deux temps. Les hommes du génie s'assurèrent qu'il n'y eût aucun engin piégé dans la zone, puis les commandos parachutistes prirent position pour sécuriser l'assemblée. Une infirmière était avec eux. Le photographe aussi. La réunion se déroula normalement. À 11 heures, le dispositif se désengagea. D'un même mouvement, la population et les dignitaires afghans s'éclipsèrent. Les militaires eurent à peine le temps de comprendre que le vide s'était fait autour d'eux. Les commandos étaient avec l'interprète dans une casemate. Une explosion retentit. Le poste où ils se trouvaient n'était plus qu'un cratère fumant.

Le dispositif de réaction se mit en place immédiatement. Les murs étaient effondrés. Les hommes valides et les blessés étaient à découvert. De l'autre côté de la route, cachés dans les maisons, les insurgés ouvrirent le feu. Les militaires ripostèrent. Les uns se placèrent en couverture pour protéger les autres qui allaient au secours des hommes à terre. Les minutes suivantes furent apocalyptiques. Le sol était jonché de cadavres, de gravats, de morceaux de corps et d'armes éparpillés. Avec l'explosion, des vêtements avaient été vidés d'une partie de leurs corps. Des chairs avaient été projetées, mises à nu, dilacérées. Les silhouettes des victimes étaient incomplètes, atrocement mutilées. D'autres avaient des postures grotesques. Des hommes valides tentèrent d'éteindre les flammes sur les corps de leurs camarades dont ils ne savaient s'ils étaient encore vivants ou déjà morts. Les extincteurs des véhicules blindés furent vidés, mais l'incendie des corps se prolongeait. Une noria de bouteilles d'eau minérale n'y suffit pas non plus. La combustion des cadavres faisait fondre leurs gilets pare-balles. Sous l'effet de la chaleur, les munitions que les commandos portaient explosaient. Ça explosait dedans et ça tirait dehors. Le chaos dura une vingtaine de minutes. Les avions de chasse puis les hélicoptères arrivèrent sur la zone. Aux premiers tirs de canon les insurgés disparurent.

Pour les brancardiers, la tâche fut rude. Les corps étaient à ce point transformés qu'ils se défaisaient lorsqu'ils les saisissaient. Ils glissaient du brancard. Les visages des morts étaient atroces à voir. L'odeur était insoutenable. Il fallut amener les corps dans des véhicules. Est-ce un effet de l'émotion ? Ils racontèrent qu'ils eurent les plus grandes difficultés à parcourir les quelques mètres nécessaires. Le cœur tapait, le souffle était court, les jambes sans force. « C'était chaque fois l'Himalaya », me dit l'un d'eux. Aucune pause possible car les tirs continuaient. Trois blessés furent pris en charge immédiatement par l'infirmière à l'abri derrière un muret. Le plus grave fut évacué prioritairement vers le poste de secours. Puis ce fut la prise en charge des morts. Retour vers les images horribles. Il fallut les transporter au camp, puis découper les appareils et les armements que la chaleur du feu avait collés à la peau. Il fallut les identifier. On demanda aux camarades de reconnaître le détail d'un visage ou d'un vêtement. Cette tâche fut éprouvante pour eux. Ce fut aussi la collecte de tous les objets susceptibles d'identifier la nature de l'explosion. Une paire de jambes était au sol. Au bout des jambes, il y avait des chaussures usées de médiocre qualité. Le fragment humain fut identifié comme appartenant à un civil afghan qui n'était pas de la *choura*. L'hypothèse de l'attentat suicide fut confirmée.

Une profonde colère envahit le cœur de ces hommes. Ils avaient été trahis. La soirée fut interminable. Ils restaient plongés dans leurs pensées. Ils faisaient revenir à leur souvenir les dernières conversations avec ceux qui n'étaient plus là. Ils pensaient à la détresse des familles en France. L'amertume s'amplifiait. Les événements successifs montraient l'absence d'adhésion de la population afghane. Les forces de la coalition avaient comme objectif de mettre les talibans à l'arrêt. Elles devaient débusquer leurs cachettes. Si elles parvenaient à les capturer, elles devaient neutraliser leurs explosifs, confisquer leurs armes et remettre les prisonniers aux forces légitimes afghanes. Les armes confisquées étaient marquées d'un numéro de référence. Ces armes étaient ensuite remises à l'armée afghane pour équiper ses soldats. D'une année sur l'autre, des armes étaient confisquées deux fois. Ce qui indiquait que des soldats afghans avaient vendu leur fusil aux talibans. Au même moment, les journaux annoncèrent l'arrestation d'un haut fonctionnaire du ministère de la Défense afghan accusé d'avoir livré aux talibans des informations confidentielles susceptibles d'être utilisées pour planifier des opérations suicides. Le même jour, fut arrêté un haut gradé de l'armée afghane.

Les hommes se font la guerre, ils conspirent, ils trahissent. On peut l'accepter. Une des composantes de la guerre mettait la coalition en difficulté : l'implication des enfants. Les soldats en donnèrent plusieurs témoignages. Un premier relata que, lors d'un combat, il avait vu des enfants entrer dans l'espace de la bataille pour ramasser les corps des insurgés tombés afin qu'ils ne puissent être récupérés par les forces de l'OTAN. Un sergent raconta que dans les semaines précédentes son groupe avait été posté pour surveiller un secteur à risque. Il observa les déplacements d'un homme vêtu d'un habit traditionnel, une longue chemise et un large pantalon. L'homme entra dans une habitation. Puis il vit un garçon courir avec une arme à la main et entrer dans la même habitation. De là, des coups de feu partirent. Des tirs sporadiques, des « tirs à l'arrache », expliqua le sergent. Il fit ce qu'il avait appris à l'entraînement. Il prit son secteur de tir, il commanda son groupe, il plaça ses hommes. Puis les coups de feu cessèrent. À quelques centaines de mètres de lui, derrière un mur de terre, apparut l'insurgé qui venait de les harceler. Il marchait normalement, ne cherchant ni à se dissimuler ni à fuir. Il avait la main sur la tête du garçon qui marchait à ses côtés. Le gamin portait l'arme. On ne tire pas sur un homme désarmé. On ne tire pas sur un enfant. Les militaires furent dans l'impossibilité d'intervenir. L'insurgé disparut au détour du mur suivant. À un autre moment, le même sergent avait eu, avec son groupe, à surveiller un carrefour pour sécuriser un convoi. Un gamin vint à lui pour nouer le contact. Il lia avec ce gamin, dans ce temps bref, une relation singulière. Il lui offrit de l'eau et des confiseries. Ils communiquaient par gestes. Des sourires furent échangés. Une forme de connivence s'installa. Quelques heures après, lorsque le convoi fut passé, le groupe se désengagea. Il s'agissait de faire vite, car c'était une situation sensible. Au moment où son groupe se repliait vers les véhicules, il vit le gamin partir en courant pour disparaître un peu plus loin. Une bombe enterrée au bord du chemin explosa. Défaut de synchronisation, la munition était peut-être détériorée, l'explosion ne fit aucune victime. Le sergent comprit que le gamin s'était précipité dans un enclos pour déclencher, au moment du départ des militaires, l'explosion d'un piège que des insurgés avaient préparé. Est-ce qu'on peut gagner une guerre si les enfants sont du côté de l'adversaire ?

À l'infirmerie du camp, les deux médecins et les deux infirmières recevaient les urgences, prodiguaient les soins. Ils y mettaient leur cœur et leur savoir-faire. Les brancardiers accompagnaient, transportaient, soutenaient et pansaient avec zèle les blessés qu'ils recevaient. La population rurale bénéficiait d'une assistance médicale gratuite de haut niveau. L'équipe médicale du camp de Tagab recevait les urgences de la route. Ils assuraient gratuitement les soins pédiatriques. Chaque semaine, les paysans amenaient leurs enfants. Les accidents domestiques étaient fréquents. L'infirmerie était mobilisée vingt-quatre heures sur vingt-quatre, sept jours sur sept. Mais cet accueil ne suffisait pas à créer la fraternité. Ces enfants étaient parfois ceux qui amorçaient les pièges préparés par les insurgés. Parmi leurs pères se trouvait celui qui donnait des informations aux talibans.

L'infiltration des talibans dans l'armée afghane était un problème majeur. Plusieurs attaques suicides impliquaient des insurgés qui portaient l'uniforme de l'armée afghane. Le haut fonctionnaire qui fut arrêté après cet attentat était un vétéran qui avait servi huit ans dans cette armée. Il avait eu sous son commandement les barrages de police qui surveillaient les entrées des bases de la coalition et celles du palais présidentiel. Pour 200 000 roupies pakistanaises, il avait fourni aux talibans une aide pour préparer cette attaque-suicide. Les services de renseignement indiquèrent que les bombes humaines étaient des personnes recrutées dans les zones tribales frontalières du Nuristan et du Nangarhar. Le travail des forces de la coalition pouvait être mesuré au nombre de talibans capturés. Ce travail n'avait de portée que s'il était soutenu par les autorités afghanes. Au printemps, quatre cent soixante-dix insurgés détenus dans la prison de Kandahar réussirent à s'évader. Ils avaient creusé un tunnel de plusieurs centaines de mètres. Ce travail leur avait pris plusieurs mois.

À raison d'un homme à la fois, cette évasion dura six heures. Il n'y eut aucune intervention des gardiens. Aucun fugitif ne fut rattrapé. Ils purent rejoindre leurs bases dans la montagne. Deux ans plus tôt, mille deux cents détenus s'étaient évadés de cette même prison. Les gains de la coalition, obtenus sur plusieurs mois de combats, se volatilisèrent en une nuit. Les Afghans détestaient les talibans, mais ils ne supportaient pas notre présence. Ils variaient leurs alliances au gré des opportunités. L'ancien nom de l'Afghanistan était le Yâghestân, le « royaume de l'insolence ».

Les débriefings psychologiques s'enchaînèrent. Quelques jours plus tard, les hélicoptères amenèrent les cercueils des six soldats décédés. Un hangar fut aménagé pour la veillée funèbre. Au fond, deux véhicules blindés se faisaient face, séparés par un drapeau tricolore. Les hommes en tenue de parade étaient alignés en trois groupes qui formaient avec les véhicules un carré fermé. Un à un les six cercueils furent amenés. Les soldats chantèrent la prière du para : « Mon Dieu, mon Dieu, donne-nous l'ardeur au combat ». Le ton était si bas que, par moments, le chant sembla un murmure collectif. Le chef de corps procéda à la lecture de l'ordre du jour suivi d'un long silence. L'émotion serrait les gorges. Puis la cérémonie prit fin. Les militaires défirent leurs rangs et s'éparpillèrent dans la nuit. Les six cercueils restèrent dans la lumière. Lentement, le haillon du hangar descendit sur eux tandis que l'esplanade plongeait dans l'obscurité. Au loin, sur les reliefs des montagnes à l'est, la Lune ronde apparut lentement jetant dans la vallée sa lumière blafarde.

Trois semaines plus tard, je revins à Tagab. Je devais y conduire une expertise. Je retrouvai la chambre tout en bois. Les entretiens terminés je sortis. La nuit tombait. La faible lumière du ciel nocturne laissait deviner les silhouettes des bâtiments. L'ambiance sonore était faite de quatre bruits. Un criquet frottait ses ailes. Son bruit de crécelle était laborieux. Il était seul. Dans le lointain, la mélopée du muezzin faisait entendre les prières du ramadan. Dans les foyers afghans le repas se préparait, joyeux peut-être. On entendit deux hélicoptères approcher. Je levai la tête. Les silhouettes furtives des hélicoptères se dessinèrent dans le ciel. Ils survolaient le camp. Il y avait des combats à quelques kilomètres. Les forces de la coalition se faisaient accrocher par les insurgés. Les hélicoptères allaient apporter leur appui. Un coup sourd ébranla le sol. Un flash éclaira le nord du camp suivi d'un sifflement qui s'éloignait. Les artilleurs effectuaient des tirs de mortiers pour aider les forces sur le terrain. Haute dans le ciel une lumière apparut, comme un phare dans la vallée. Les obus éclairants se consumaient dans une lente descente tourbillonnante. Les faces des montagnes environnantes réfléchirent une couleur jaune et rouge. Les hélicoptères disparurent. Le muezzin s'était tu. Le criquet insistait. Les tirs se répétaient. Avec la nuit, les ruelles du camp se vidaient. Quelques soldats circulaient la cigarette à la main. On ne voyait que les lumières rouges des mégots se balancer et avancer. Ils parlaient. Parfois ils riaient. D'autres avançaient, précédés de la lumière de leurs lampes de poche. Ils allaient vers les bâtiments sanitaires prendre une douche. La vie s'était repliée dans les popotes. Chaque unité avait installé son petit salon. C'étaient des espaces improvisés de vie privée. Entre les dortoirs et leurs enceintes protectrices de béton, une toile tendue faisait un toit. Des caisses à munitions faisaient office de banquettes. Sur des tables, il y avait des paquets de cigarettes et des armes démontées que leurs propriétaires en tenue de sport astiquaient avec des gestes méticuleux. D'autres, torse nu, claquettes au pied, jouaient à des jeux vidéo. Tard dans la nuit, le camp s'endormit. Il n'y eut plus que le ronron étouffé des groupes électrogènes et des blocs de climatisation. Des dizaines de criquets emplissaient l'air de leurs stridulations. Dans le ciel, malgré la poussière, les constellations scintillaient faiblement. Quelques silhouettes passaient sans bruit. Le sommeil fut long à venir. L'aube arriva vers 5 heures. Le camp sortit de la nuit. Les premières missions étaient déjà parties. On les avait à peine entendues. À 6 heures, les travaux de construction reprirent. Le camp était un chantier incessant. Le bruit des bétonneuses couvrait tous les autres.

On n'entendait aucun dialogue. Dans les baraques, le bois craquait sous les pas des militaires qui s'équipaient comme si c'était une journée ordinaire.

Fantaisies américaines

À la reprise de mon activité à l'hôpital, je découvris dans un lit un vieil afghan opéré pour des blessures aux pieds. Il avait un visage aux rides profondes prolongé par une barbe blanche. Il portait des lunettes d'un autre âge. Les verres étaient si épais que ses yeux paraissaient déformés. On devinait qu'il avait des difficultés visuelles. Il venait de la « zone verte ». Il avait été transporté sur Kaboul quelques jours plus tôt par hélicoptère. « Vous ne pouvez pas le refuser », avait déclaré le médecin régulateur des évacuations aériennes. Nous comprîmes le lendemain les raisons de cet impératif. Le vieil homme sur son chemin s'était approché d'un véhicule des militaires de la coalition qui avaient en mémoire le vif souvenir de l'attentat-suicide de la semaine précédente. L'homme ne répondit pas à l'ordre répété de s'arrêter. Ils effectuèrent des tirs de sommation pour lui enjoindre de ne pas approcher davantage. Le vieil homme avait continué à cheminer vers eux. Lorsqu'ils jugèrent que sa proximité les mettait en danger, ils tirèrent dans ses pieds. Après coup, ils s'aperçurent que l'homme était sourd de naissance et presque aveugle en raison d'une cataracte. Peut-être aussi était-il déficient mental. Il s'exprimait par onomatopées. Ses réponses étaient accompagnées de sourires répétés qui découvraient des gencives édentées. Pauvre homme. Pouvait-on donner tort aux militaires d'avoir ouvert le feu vers une menace qui s'approchait sans répondre aux avertissements ? Pouvait-on accepter qu'un infirme tombe sous nos balles dans son pays où la raison d'être de notre présence était de le protéger ? Des paradoxes comme celui-ci, les militaires en rencontraient tous les jours. Chaque fois, le constat était que nous ne pouvions pas être une force de pacification sans ajouter une part de malheur. Nous offrîmes à cet homme une opération de la cataracte. Il exprima sa gratitude.

Les responsables de la communication de la coalition affirmaient qu'un dixième seulement des civils blessés l'était du fait des armées occidentales. Sous-entendu le reste, soit 90 % de ces blessés civils l'étaient du fait des talibans. Cette annonce pouvait être avérée. Même si nous faisions l'effort de leur prodiguer les meilleurs soins, cette situation nous mettait mal à l'aise. Je fis le point sur les patients hospitalisés. Outre le vieil homme, il y avait un enfant de 9 ans qui avait été blessé à la cuisse par le tir d'un soldat français. Le projectile avait fait exploser son fémur. Il avait été opéré et poursuivait sa convalescence. À côté de lui, un enfant de 13 ans. Il gardait ses moutons lorsqu'une une bombe larguée par un avion avait explosé près de lui. Il avait été sévèrement atteint. Sur la moitié droite de son corps, les impacts se comptaient par centaines. On dut l'opérer plusieurs fois pour enlever les éclats les plus gros dont certains avaient perforé le foie et l'intestin. Dans la chambre en face se trouvait une femme de 40 ans. Elle avait été grièvement blessée au thorax par un tir provenant des forces françaises. Elle circulait en voiture en début de nuit. Cette voiture s'était approchée d'un convoi militaire. N'ayant pas stoppé aux avertissements lumineux puis aux tirs de semonce, les militaires avaient ouvert le feu. C'était la procédure pour se protéger des véhicules-suicides. Ils étaient six occupants. Trois étaient morts dont une femme enceinte. Son compagnon aussi, moins gravement blessé, avait été pris en charge par nos chirurgiens. Le ministre de la Défense avait envoyé un télégramme officiel pour présenter les excuses de la France. L'ambassadeur s'était déplacé pour visiter les blessés et les assurer de son soutien. Le lendemain, le président afghan nous adressa un blâme. Dans une tribune de journal, il nous présenta comme une « armée d'occupation ». C'était difficile d'entendre que nous étions indésirables de la bouche d'un homme qui ne devait son pouvoir qu'aux forces, aux services et aux sacrifices que nous lui apportions.

Chaque jour, une même question se posait. Pour quelles bonnes raisons acceptions-nous d'être là ? Le point de départ fut l'attaque d'un pays allié. Du fond de l'Afghanistan un homme avait planifié le détournement simultané de plusieurs avions pour détruire les symboles et les centres névralgiques des États-Unis. La traque du chef des talibans dura plusieurs années. Elle s'était achevée peu avant le début de ma mission. Il n'y avait plus de camp d'entraînement terroriste sur le sol afghan. Il restait une situation complexe, instable. Les discours des présidents français et américain annonçaient le retrait progressif des forces de la coalition. Les insurgés voulaient en tirer profit. Ils allaient nous harceler davantage pour marquer leur emprise auprès d'une population qui avait compris que, dans un futur proche, elle serait seule face à eux. La guerre basculait. Les opérations avaient commencé dix ans plus tôt avec deux mille hommes sur le terrain. Après seulement deux mois d'affrontement, le régime taliban était tombé. Les médecins qui m'avaient précédé racontaient avoir visité un pays charmant avec ses sites pittoresques, sa population accueillante, ses marchés colorés. Huit ans après, nous vivions en huis clos sur des bases hypersécurisées. Le nombre des soldats de la coalition avait été multiplié par dix et la menace se rapprochait de nos bases. Nous étions contraints de limiter nos mouvements, de nous déplacer en convoi blindé, puissamment armés, avec casques et gilets pare-balles. Malgré une escalade dans les moyens déployés, nos résultats fléchissaient. Les pays de l'OTAN engagés en Afghanistan représentaient 80 % du budget militaire mondial. Malgré nos équipements sophistiqués, nous ne parvenions pas à contrôler des petits groupes d'hommes faiblement équipés qui nous harcelaient. Le modèle occidental de la guerre était en crise.

Après mon retour, se tint au pied des pistes une cérémonie à l'occasion du transit des cercueils des militaires français vers la métropole. La cérémonie devait se dérouler en début de soirée.

L'ensemble des personnels disponibles de l'hôpital et quelques militaires français venus des autres camps de Kaboul attendirent ensemble, dans le silence et les murmures, le début de cette cérémonie qui était retardée d'heure en heure. Tard dans la nuit, nous nous postâmes devant le hangar de l'aéroport. Nous vîmes alors venir, par petits groupes, avec le même silence et avec le même recueillement, les militaires des autres contingents. Les Tchèques, les Bulgares, les Belges, les Allemands, les Roumains, les Mongols, les Américains, les Espagnols, les Italiens, les Portugais, les Anglais, les Hongrois, les Grecs se joignaient à nous. Ils venaient partager notre douleur et notre émotion. Dans cette nuit de guerre, nous trouvâmes une union. Un sentiment d'alliance universelle. Nous comprenions que le sacrifice de ces soldats avait un sens parce qu'ils luttaient contre une barbarie qui empêchait les Afghans de partager cette union.

En fin de séjour, je fus sollicité pour visiter les militaires français basés à Kandahar. Nous fûmes convoyés dans un énorme avion de transport de l'armée de l'air américaine. Le vol dura près de trois heures avec une escale à Camp Bastion. Kandahar était la deuxième ville d'Afghanistan. Vue du ciel, on devinait une cité moderne qui poussait autour de l'aéroport. Dès que nous sortîmes de la soute de l'avion, une intense lumière nous fit plisser les yeux. Partout volait une poussière blanche en suspension qui réfléchissait l'éclat du soleil. C'était une poudre si fine qu'elle ne se déposait pas. Elle enrobait chaque objet, chaque feuille, chaque caillou. Le soleil, le ciel et la terre fusionnaient dans cette couleur de craie éblouissante. La poussière au sol faisait un tapis de cinq à dix centimètres d'épaisseur. Elle marquait chaque empreinte de pas. Les militaires américains l'appelaient *moon dust* : la « poussière de Lune ». La chaleur était écrasante. Quarante degrés à l'ombre, soixante degrés sur la piste. Le goudron était parfois si chaud qu'il se creusait sous les roues des avions. Un peu partout sur les bords des routes on voyait des pyramides de bouteilles d'eau. À Kandahar, l'eau était un produit stratégique. Compte tenu de la chaleur, les personnels avaient une dotation de cinq litres d'eau potable par jour. L'approvisionnement local était impossible. L'eau de source était acheminée par camions du Pakistan. Les bouteilles avaient un format de cinq cents millilitres pour éviter le gaspillage. Le camp comptait trente mille hommes. À raison de dix bouteilles d'eau par homme, cela faisait une consommation quotidienne de trois cent mille bouteilles. Sous la menace des insurgés, le camp pouvait à tout moment se trouver en rupture d'approvisionnement. Par précaution la décision fut prise de créer une réserve d'eau suffisante pour tenir un mois sans ravitaillement. Neuf millions de bouteilles d'eau étaient stockées sur le camp. Les dépôts se situaient partout, couverts de poussière blanche. Les cantines étaient au nombre de sept. Elles étaient établies dans de vastes hangars. À l'intérieur, des écrans géants diffusaient des reportages militaires et des chaînes d'information continue. Chaque restaurant avait sa spécificité, même si globalement on y mangeait la même chose. Il y avait le Far East avec des spécialités asiatiques et des plats sautés à la poêle. Il y avait le Cambridge qui proposait des déjeuners britanniques. Il y avait le Luxembourg qui proposait une cuisine traditionnelle. Celui qui voulait varier pouvait manger trois jours de suite dans un restaurant différent. Il y avait aussi d'immenses gymnases. Sur cinq rangées, par alignement de vingt emplacements, des hommes et des femmes donnaient toute la sueur qu'ils pouvaient sur des vélos ergomètres et des tapis de course.

Quarante-deux nationalités étaient présentes sur le camp. Huit militaires sur dix étaient américains. Le camp de Kandahar était une ville américaine. Tellement américaine qu'avec la poussière et la chaleur, on pouvait se croire au Texas. Rien ne pouvait se faire sans prendre une voiture. Les routes étaient envahies par un trafic permanent de camions, de grosses berlines tout-terrain et de véhicules blindés. Ces véhicules dispersaient la poussière. On n'avait aucune visibilité au-delà de cinquante mètres. Les piétons devaient impérativement porter des bandes réfléchissantes. La vitesse était limitée à dix kilomètres par heure. Et il y avait quand même des accidents. Je vis quelques sportifs qui faisaient du jogging dans ces conditions, avec des masques sur le visage. Il y avait aussi quelques cyclistes obligés de porter des lunettes de moto. Ils étaient téméraires. Ils risquaient l'asphyxie, le coup de chaleur et à tout moment de se faire renverser par une voiture.

En périphérie du camp, chaque nationalité avait son lieu de vie avec ses espaces de détente. Le camp de Kandahar était un reflet de la société. Il y avait même un quartier chaud. C'était South Park, une zone excentrée faite d'empilements de baraques de chantier qui hébergeaient un contingent de militaires américains. Ils y avaient reproduit le Bronx avec ses gangs. Il était déconseillé d'y circuler seul. Il y avait eu des viols, un meurtre et même un enlèvement. De temps en temps, on entendait un bruit de sirène qui n'avait rien à voir avec les alertes du camp. C'était une voiture de police qui poursuivait un contrevenant, probablement un conducteur qui avait dépassé la vitesse limite. Il devait être à quinze kilomètres heure au lieu de dix.

Le poste de commandement du camp était situé au bord des pistes. Cette construction ancienne datait d'une cinquantaine d'années. Elle était bâtie comme un bunker fait de pierre et de chaux. C'était un assemblage de tunnels aux voûtes hautes et solides et aux corridors étroits. Les Américains avaient nommé ce bâtiment le Taliban Last Stand. C'était le « dernier bastion des talibans » avant la chute de leur régime. Au centre des lieux, on découvrait un énorme trou dans la voûte, faisant un puits de jour. Une bombe américaine avait fait ce trou. La centaine de talibans qui tenaient ce poste s'y battirent jusqu'au dernier. Huit ans plus tard, hormis le trou dans la voûte, il n'y avait aucune trace de ces combats. Au milieu des ruines de cet ancien bastion avait été installée une série de pièces étroites constituées de murs, de plafonds et de planchers en contreplaqué. La pièce principale était le centre des opérations. Interdiction de prendre des photos. Sur trente écrans géants étaient projetées les vues des caméras de surveillance. Dans cet environnement rustique et poussiéreux, un matériel de haute technologie était déployé. Ce dispositif était tellement performant qu'il permettait d'identifier une silhouette humaine à huit kilomètres le jour et à quatre kilomètres la nuit. « Où que tu sois sur la base de Kandahar, t'es filmé, t'es vu ! », m'avertit celui qui me faisait visiter les lieux.

La menace principale était la roquette. Soixante et onze roquettes étaient tombées sur le camp l'année précédente et soixante étaient déjà tombées depuis le début de l'année. Quelques mois plus tôt, une roquette était tombée sur un réfectoire faisant deux morts et dix-sept blessés. Un mois plus tard, une roquette était rentrée dans un bâtiment en traversant une fenêtre sans exploser et avait tué une femme canadienne qui revenait du sport et qui s'était mise à l'abri en entendant la sirène d'alerte. Au centre des opérations, on me présenta un dispositif qui surveillait et identifiait tout ce qui passait dans le ciel. Les roquettes étaient tirées à une distance qui variait entre cinq et dix kilomètres du camp. Lorsque la menace était identifiée, l'alerte était donnée et les militaires avaient deux minutes pour se protéger. Il n'y eut pas de tir de roquette pendant mon séjour.

Stars and Stripes était le journal de l'armée américaine. Je le trouvais chaque matin au réfectoire. En première page, le gros titre donnait l'information suivante : le mois d'août 2011 avait été le plus meurtrier des dix années de guerre en Afghanistan. Quatre-vingt-deux militaires de la coalition étaient décédés dont soixante-six Américains et quatre Français qui s'étaient ajoutés à ceux décédés en juillet. Depuis le début de l'année, en huit mois, quatre cent trois militaires des forces internationales étaient décédés. La progression du nombre des morts était exponentielle. Les premières années de la guerre, le nombre était autour de soixante-dix. Il progressa en doublant tous les deux ans. Il dépassa sept cents morts l'année précédente. Les gains tactiques diminuaient et les pertes humaines augmentaient. Des livres sur la guerre en Irak et en Afghanistan étaient en vente sur le camp. Le premier avait pour titre *Fiasco*. Le second traitait du désengagement. L'image de couverture montrait des soldats désemparés autour de leur véhicule ensablé.

Les Afghans attendaient beaucoup de l'aide apportée par les forces de la coalition, particulièrement l'aide médicale. Les campagnes de vaccination au profit des enfants, les campagnes de dépistage et de traitement de la cataracte chez les sujets âgés étaient des actions appréciées. Et pourtant des enfants nous jetaient des pierres, faisaient mine de nous viser avec un fusil ou se saisissaient d'une branche pour imiter un lance-roquettes qu'ils pointaient vers nous. Notre présence n'était pas acceptée. Nous étions perçus comme des étrangers hostiles. Il y avait un décalage culturel et matériel majeur entre les Afghans et les militaires de la coalition. Nous représentions l'opulence et le gaspillage au milieu d'une terre qui imposait le dépouillement et la frugalité. Il y avait nos maladresses : l'attitude rigide des patrouilles, la mise en joue des passants, les conversations sans ôter ses lunettes noires, les destructions des portes et la fouille des maisons lors des combats dans les villages. Le ralliement de la population civile nous échappait. On entendait les responsables des villages dire, comme un reproche, que trente ans plus tôt les Soviétiques construisaient et donnaient plus que l'OTAN.

Il y avait plusieurs lieux de culte. J'entrai dans une chapelle. À l'entrée, des bibles aux couvertures camouflées étaient distribuées gratuitement. J'en pris une et regardai où était positionné le marque-page. Il était placé en repère du Livre de Job, verset 14. Il disait combien était triste la condition d'un homme : « Sa vie demeure brève et remplie de tourments. » Mon attention fut attirée par des cris. Au fond, devant l'autel, une vingtaine de fidèles évangéliques formaient un cercle, main dans la main. Ils hurlaient leur prière. C'était impressionnant. À côté se trouvait le cœur de la ville, le *boardwalk*. C'était un ponton surélevé, tout en bois, bardé comme une terrasse, qui faisait le tour d'un carré de cent mètres de côtés. Dans ce carré étaient situés en contrebas plusieurs terrains de sport : de football, de volley-ball, de hockey. Le bord extérieur du ponton était délimité par les façades contiguës de plusieurs dizaines de containers transformés en échoppes où se vendaient des curiosités locales et des produits alimentaires : des glaces, des sodas, des pizzas et des hamburgers. Les services de restauration rapide étaient ouverts jour et nuit.

La nuit tombée, cet endroit s'animait. Des militaires transformés en badauds circulaient, l'arme à l'épaule, le sandwich ou la glace à la main. Du ponton, ils pouvaient regarder le spectacle des sportifs qui se démenaient sur les aires de jeu. Il y avait même des cours de salsa. Concentrés sur leurs corps, des hommes et des femmes balançaient des hanches sur un fond de musique tropicale. Le moniteur de salsa nous tournait le dos. Je reconnus un pilote avec lequel j'avais déjeuné le jour même. Il dansait avec un grand sérieux. Pour faciliter ses mouvements, il avait passé son arme dans son dos. Je restai un moment à les observer, fasciné par cet étrange spectacle qui suspendait la guerre dans un moment éphémère de plaisir.

CHAPITRE 5

Allées et venues au Sahel

Vers le Mali

La mission en Afghanistan pesait dans ma mémoire. J'avais mis en lumière le dévouement de l'équipe médico-chirurgicale de Kaboul. Le journal de cette mission avait été publié. L'ouvrage fut honoré d'un prix de l'Académie française. Dans le même temps, je voyais arriver la fin de ma carrière. Je pensais aux incertitudes du futur. C'est alors que je reçus un message du responsable du soutien psychologique dans les armées. Il avait des difficultés à trouver un psychiatre disponible pour partir au Mali. Une nouvelle mission s'offrait comme un répit. Je pensai que je pourrais trouver là-bas un recul suffisant pour répondre aux questions que je me posais sur mon avenir. Je me portai volontaire. Les autorités acceptèrent cette désignation malgré mon âge et mon grade. Je n'eus qu'un regret. Le départ pour Bamako se fit deux jours avant la cérémonie à l'Académie française. Je fus dans l'impossibilité de recevoir mon prix.

L'opération Serval avait débuté quelques mois plus tôt. À la demande du Mali, la France avait pris l'initiative d'une opération internationale pour contrer la progression d'un groupe armé qui menaçait de renverser le pouvoir à Bamako. Cet épisode était la résurgence d'un conflit récurrent. L'enjeu de cette lutte était un immense désert plus grand que la France. Une population y vivait et s'y déplaçait : les Touaregs. Ils appelaient leur territoire l'Azaouâd. Leur culture était plusieurs fois millénaire. Héritiers de la civilisation berbère, ils avaient une langue et un alphabet propres. Ces populations étaient pastorales donc nomades. Elles vivaient de part et d'autre des frontières avec l'Algérie et le Niger. Depuis l'Antiquité, les Touaregs traversaient ces espaces. Ils faisaient du commerce. À la fin des années 1950, lors de la décolonisation, ils avaient espéré constituer un État indépendant. Cela leur fut refusé. L'Azaouâd devint une zone de non-droit. Les trafiquants prospéraient, pratiquant occasionnellement des razzias et des enlèvements. La découverte de mines d'uranium au Niger fut l'occasion, pour les populations touaregs, de revendiquer les revenus de l'exploitation du précieux minerai extrait de leur sol. À plusieurs reprises, il y eut des rébellions suivies d'une trêve qui ne durait jamais longtemps.

Le contexte géopolitique venait de changer. Le mouvement pour l'autonomie de l'Azaouâd s'était allié à des combattants islamistes venus d'Algérie. Ils se lancèrent dans la conquête de leur territoire. Ils étaient puissamment équipés. Ils avaient récupéré une partie de l'arsenal libyen qui avait été dispersé à la chute du régime. Les armes de pointe étaient des camionnettes tout-terrain à long rayon d'action sur les plateaux desquelles étaient disposés des canons, des mitrailleuses ou des mortiers. Une partie des combattants était transportée par ces mêmes véhicules. Les autres se déplaçaient à moto. Leurs raids étaient furtifs. Les forces gouvernementales furent surprises. Avec moins de deux mille combattants, les Touaregs et leurs alliés conquirent en quelques jours le nord du Mali. Les villes tombèrent les unes après les autres. Kidal, Gao puis Tombouctou. Comme en Afghanistan, les islamistes s'en prirent aux monuments religieux et à la culture. Des mausolées vieux de cinq siècles furent détruits. Une partie des manuscrits fut perdue. Ces manuscrits, dont les plus anciens dataient du XIVe siècle, étaient des traités de droit, d'histoire et de géographie, des atlas de médecine et d'astronomie. Ces hommes attaquaient la mémoire de l'Afrique.

Dans les missions précédentes en Afrique, en Amazonie ou en Bosnie, j'affrontais des adversaires, c'est-à-dire des personnes auxquelles je pouvais m'identifier même si elles avaient des objectifs géopolitiques opposés aux nôtres. Je pouvais me dire que si j'avais été à leur place, né dans leurs familles, j'aurais pris part à leur combat avec la même énergie. L'expérience de l'Afghanistan avait changé mon regard. Je considérais les forces auxquelles nous étions confrontés comme des ennemis de l'humanité. Nous avions en face de nous des personnes avec lesquelles il était impossible de s'identifier. En détruisant des sites archéologiques et des monuments religieux, ces groupes fondamentalistes pratiquaient une guerre contre la culture. Sous le prétexte d'offrir l'autonomie à ces populations, ils effaçaient leur histoire. Ils étaient animés par la volonté d'empêcher qu'une personne fût différente d'eux et disposât de connaissances pouvant contredire leurs dogmes. Je les considérais comme des oppresseurs. Ils attaquaient les connaissances que ces populations se transmettaient de génération en génération. Les raids de ces fondamentalistes visaient aussi les écoles. Ils s'acharnaient sur l'éducation des femmes. Pour prendre un exemple parmi des dizaines d'autres au même moment, il y eut au Nigeria voisin le rapt spectaculaire de deux cent cinquante jeunes filles âgées de 12 à 18 ans. Elles étaient pensionnaires d'un établissement, les plus grandes étaient réunies pour passer le baccalauréat. Nous imaginions leur détresse.

Quand l'avion survola l'Afrique, je recherchai l'émerveillement que j'avais connu trente ans plus tôt. Je voyais du hublot se dérouler les espaces désertiques. J'avais hâte de retrouver la magie de ce continent rêvé. J'allais bientôt respirer la liberté des étendues sahéliennes. Je fus accueilli à l'aéroport de Bamako par le commandant du soutien sanitaire des forces françaises au Mali. Il y eut, tout au long de cette mission, le même paradoxe qu'en Afghanistan : j'étais plus âgé et plus gradé que celui sous le commandement duquel j'allais servir. Cela ne posa pas de problème. Il y eut immédiatement une connivence professionnelle. Il me conduisit dans un vaste bureau où travaillaient aussi les autres chefs de service. Il m'installa à côté de lui et m'offrit d'utiliser son téléphone pour accéder au réseau militaire. Les espaces de travail étaient aménagés dans des cabanons préfabriqués. Je retrouvais les caractères singuliers de ces espaces en opération : un foutoir apparent, du mobilier dépareillé, des câbles partout, de ça de là des magazines usés par les lectures. Sur les bureaux, discrètement, étaient disposées des photos de famille. Elles rappelaient qu'une mission était aussi une épreuve pour ceux qui restaient au foyer. Sur ces photos, chaque sourire d'enfant chuchotait une même inquiétude : « Ne prends pas de risque... on a besoin de toi... essaie de revenir en bonne santé. » Les logements étaient des tentes climatisées de huit personnes. Chacun y disposait d'une alvéole délimitée par un drap de toile. L'intimité était préservée. Les lavabos étaient en plein air. L'eau des douches était chaude. C'était rustique mais confortable. Un bâtiment au bord des pistes avait été transformé en réfectoire. On mangeait bien et surtout on nous servait des produits frais.

    Le lendemain, je pris l'avion pour Gao avec une partie de l'équipe médicale. L'aéronef était un vieux Transall. Je fus tassé dans une soute obscure qui sentait le kérosène et la sueur. Le bruit des moteurs empêchait les conversations. Nous décollâmes dans les secousses. Une fois atteinte l'altitude de croisière, le pilote me fit venir dans la cabine et proposa de m'installer sur un strapontin derrière lui. Les plateaux désertiques défilaient sous l'avion. Du doigt le pilote indiqua les falaises de Bandiagara. Je me remémorais les ouvrages que j'avais lus sur le Mali. Il me revint en mémoire, raconté par Marcel Griaule, son échange avec Ogotommêli, qui expliquait la cosmogonie des Dogons. « Et pourquoi tromper les hommes ? » demanda l'ethnologue. « Pour leur mieux faire comprendre les choses », répondit le vieil aveugle. Peut-être que je revenais en Afrique pour, moi aussi, mieux comprendre les choses.

Après trois longues heures de vol, l'avion descendit sur Gao. L'ocre du désert avait laissé la place aux longues bandes vertes des terres fertilisées par le Niger. La ville apparut. L'aéroport était en périphérie. Le camp militaire était reconnaissable à ses tentes alignées en damier au bout de la piste. Après une dernière rotation, l'avion s'arrêta à quelques mètres des premières tentes qui furent englouties par le nuage de latérite que chassaient les hélices. La poussière était le problème des camps. En permanence, des avions et des hélicoptères remuaient ces particules qui restaient en suspension avant de se déposer partout. En quelques heures, chaque objet se couvrait d'une poudre rouge. Celui qui frôlait une tente ou un camion était marqué d'une trace. La seule solution pour ne pas se salir était de ne rien toucher. Malgré les efforts pour fermer les tentes, nos chaussures y déposaient cette poussière. L'ocre devint la marque colorée du Mali.

Par le passé, un camarade qui effectuait un hivernage sur une terre antarctique australe française m'avait envoyé un courrier dans lequel il précisait l'état psychologique de son petit groupe. Ils étaient une cinquantaine, confinés dans leurs abris, isolés à l'autre bout de la Terre dans le froid polaire. Il écrivait qu'il lui semblait que les membres de cette communauté vivaient leur mission comme un ratage et qu'ils faisaient tout pour masquer cette réalité. Son appréciation sévère me resta à l'esprit. Elle touchait quelque chose de juste. En mission, la conscience d'un soldat est plus ou moins hantée par des questions. Que fait-il là ? Quelles raisons justifient sa présence sur un sol où il n'est pas bien accueilli par une partie de la population ? Quelles explications peut-il donner à sa famille pour justifier son absence et les risques qu'il prend ? Sur quels résultats sera-t-il jugé ? Qui pourra affirmer la réussite ou l'échec de sa mission ? On a vu par le passé, avec les guerres de décolonisation, des soldats à leur retour être accueillis par des blâmes ou, peut-être pire encore, par un indifférent mépris. Les foules n'aiment pas la guerre. Elles reprochent aux soldats de l'avoir faite, même si cela a été accompli en leurs noms et pour les défendre. Dans les phases opérationnelles, lorsque l'engagement des forces est soutenu, ces questions passent au second plan. Mais, dès lors que l'ambiance se pose un peu, que les missions entrent dans une routine de patrouilles, de convois, de missions de police et d'assistance à la population, ces questions se font vives.

Quand j'arrivai au Mali, l'effort de repousser les forces unies du mouvement de libération de l'Azaouâd et des fondamentalistes avait été déjà réalisé. Gao, Kidal, Tombouctou et Tessalit avaient été libérées. À ce moment, furent organisées des élections. L'un des objectifs de la mission Serval, une fois sécurisé le territoire, était de permettre l'installation d'un processus démocratique. Ce rôle était coordonné par l'Organisation des Nations unies. Plusieurs pays africains y participaient. Le Tchad, le Nigeria, le Niger, le Bénin, le Burkina Faso, le Togo et le Sénégal. L'Afrique venait au secours de l'Afrique. Un matin, vers 10 heures, nous reçûmes un appel. Un attentat avait visé, dès son ouverture, un bureau de vote à une heure de vol de Gao. Ce fut la première grosse urgence de notre séjour. Trois soldats tchadiens avaient été blessés par l'explosion. Un avion partit les chercher. Le médecin urgentiste accompagna le médecin des évacuations aériennes. Ils revinrent une heure plus tard. Un véhicule sanitaire blindé permit le transfert de la piste jusqu'à l'hôpital. Il s'arrêta en plein soleil devant l'entrée de la tente. Les blessés furent brancardés un à un. Ils passèrent du jour à la nuit. Sous les faibles ampoules tout un petit monde s'activa. Les chirurgiens défirent les pansements imbibés de sang. Aucune blessure vitale. Seulement des plaies et des fractures. Les plaies étaient impressionnantes. Sur le bras d'un soldat, une vilaine brûlure s'étendait. Il avait gardé autour de son cou le foulard traditionnel. Lorsqu'on enleva le ruban de tissu, on découvrit une série de plaies sèches. Des éclats avaient lacéré son cou. Alors il apparut, immobile, nu, recroquevillé sur ses maigres jambes. On aurait cru un supplicié. L'autre image forte de cette journée fut à la fin de cet épisode. Les chirurgiens, l'anesthésiste et leurs assistants, après trois heures de bloc, étaient partis se restaurer. Les blessés avaient été évacués vers Bamako pour la suite des soins. Le calme était revenu. Le bloc avait été nettoyé. Dans un coin, une paire de bottes était restée. Elles avaient été déposées lorsque les blessés avaient été déshabillés à leur arrivée. Ensuite, personne ne les avait déplacées. Les chaussures étaient abandonnées. Devenues inutiles, elles attendaient d'être jetées. Cette image laissait un vague à l'âme. La vision de ces bottes faisait réfléchir à la fugacité des heures et des objets qui font la vie d'un soldat.

Nous avions des relations avec les médecins des structures médicales voisines. Notre camp jouxtait une caserne de l'armée nigérienne participant à la mission des Nations unies. Nous fîmes la connaissance du médecin attaché à cette caserne. Il venait occasionnellement nous rendre visite. Il sollicitait des avis sur les problèmes de santé de ses personnels. L'écart entre nos cultures et la différence de moyens techniques étaient tels que nous ne pouvions pas envisager de travailler ensemble. Il s'adressait à nous avec le respect d'un protocole désuet. Il me sollicita pour consulter un de ses personnels. Sur un bout de papier chiffonné, le billet de consultation mentionnait : « Le patient se tord et crie de douleur. Nous pensons à une hystérie. Votre examen nous permettra de le rassurer et de le calmer. » Ce fut l'occasion d'un entretien avec un Africain. Mais la rencontre ne se fit pas. Je posai des questions. Il répondit par oui ou par non. Il n'y eut pas de dialogue. Il ne demanda rien, comme si mon avis lui eût été indifférent. Je n'appris rien de lui et de sa vie. J'étais frustré.

Une autre fois, les médecins de l'hôpital de Gao nous appelèrent. Une jeune femme présentait une détresse cardio-circulatoire. Le pays n'avait pas de structures appropriées à la pratique des soins intensifs. Après concertation, le réanimateur accepta de la prendre en charge. L'infrastructure de l'hôpital de campagne avait été déplacée dans des modules préfabriqués, indice que l'opération Serval allait se prolonger plusieurs années. J'aperçus brièvement la jeune femme lors de son admission. Elle était agitée. Une plainte anxieuse modulait ses gémissements. Les soins d'urgences se mirent en route. Je restai dans le couloir. C'est alors que j'aperçus dans les bras d'une infirmière un petit enfant. Il se tenait droit. Il avait déjà 4 mois. L'infirmière était une Eurasienne. Son visage était lisse comme les statues orientales. Les lèvres se terminaient par un léger sourire. Dans ses bras, l'enfant était calme. Son regard était poignant. Ses yeux ronds cherchaient sa mère dont il entendait les cris. Les soins se prolongèrent toute l'après-midi. Je voyais passer l'anesthésiste. Il était inquiet. La fonction cardiaque de la jeune femme s'effondrait. En fin de journée, son état se dégrada. Les gémissements puis les cris reprirent. Elle sentait la mort venir. Elle criait : « Hallah ! Hallah ! » J'entendis l'anesthésiste crier à son tour. « Je la perds... Je la perds... » Les alertes électroniques de la réanimation retentirent, signalant l'arrêt cardiaque. Il avait mis en œuvre tous les moyens techniques possibles pour la réanimer. En vain.

Le corps fut placé à la morgue. Nous nous réunîmes autour de l'anesthésiste. Il était le plus jeune membre de l'équipe. C'était sa première mission. La fin tragique de cette prise en charge l'avait secoué. L'analyse du dossier fit apparaître des éléments cachés. Cette jeune femme était depuis l'enfance porteuse d'une malformation cardiaque. Une première grossesse l'avait affaiblie. La deuxième grossesse avait déclenché une défaillance qui s'était prolongée malgré le traitement médicamenteux mis en place dans les semaines précédentes à l'hôpital de Gao. Lorsque l'anesthésiste avait accepté de la prendre en charge, ces éléments ne lui avaient pas été révélés. Il pensait que ses drogues allaient la sauver. Elle était déjà au maximum des bénéfices du traitement. Seuls une greffe cardiaque ou un cœur artificiel auraient pu la sauver. C'était inenvisageable. Le lendemain fut planifié l'accueil de la famille pour la restitution du jeune enfant à son père et la remise du corps de la défunte. Nous avions la crainte que cette famille nous considère comme responsables du décès de la jeune femme. Ils arrivèrent en fin de matinée. Plusieurs personnes se présentèrent, dont le mari. Une femme prit l'enfant et sans un mot partit. Seuls les hommes s'installèrent dans le bureau. L'anesthésiste s'assit en face d'eux ainsi que le chirurgien qui dirigeait l'antenne médico-chirurgicale. Ils expliquèrent les faits avec des mots simples. Le traducteur enchaînait. Les visages des hommes étaient inexpressifs. Aucune émotion. À la fin de la réunion, ils se levèrent. Ils ne posèrent aucune question. Nous nous saluâmes. Ils exprimèrent un bref remerciement puis ils partirent. Il sembla que nous avions manqué quelque chose. Si cette famille avait ressenti un chagrin, elle ne l'avait pas partagé.

Excursion à Ménaka

À peine arrivé à Gao, le médecin des évacuations aériennes vint à moi. Le médecin de Ménaka, une base isolée à une heure de vol, l'avait sollicité. Il demandait depuis plusieurs jours l'intervention du psychiatre. Je m'équipai sans savoir quelle était la nature de cette urgence. Ce fut encore une heure de transport en avion sanitaire. L'aéronef était un petit avion de transport de fabrication espagnole dont la mission principale était le convoyage des blessés, d'où le nom de CASA « Nurse ». Outre le pilote, le copilote et les techniciens chargés du fret, les autres passagers étaient le médecin des évacuations aériennes, la convoyeuse de l'air, l'infirmière et un logisticien. La soute était équipée avec des brancards. Il y avait de la place pour s'allonger. Dès que l'avion commença sa descente, on me donna l'ordre d'enfiler le gilet pare-balles et de mettre le casque lourd. J'étais immergé en zone hostile. La base de Ménaka était installée dans un long bâtiment divisé en logements individuels auxquels faisaient face des petits pavillons aux ouvertures étroites pour y préserver une fraîcheur relative. Dehors, la chaleur était assommante. Le médecin de la base était un jeune diplômé. Il était soulagé de me voir. Il m'expliqua la situation. Il voulait que j'évalue l'état psychique d'un caporal qui présentait depuis plusieurs jours des crises de colère. Il me fit une description des événements. Je demandai si le caporal avait connaissance de ma venue. Le médecin m'informa qu'il n'avait pas souhaité que l'intéressé fût avisé de ma visite de peur d'accentuer ses troubles. J'eus un court entretien avec le commandant du poste qui confirma que depuis plusieurs jours le caporal perturbait son groupe par des comportements erratiques. Il fallait procéder à l'évacuation sanitaire d'une personne qui ignorait ma visite et que je devais convaincre de monter dans l'avion pour une mise en observation à Gao. La partie n'était pas gagnée. Je devais improviser.

Ménaka était au cœur d'un territoire parcouru par des rebelles armés. Le poste avait déjà subi des attaques. Le chef de poste, un lieutenant, avait une personnalité pathologique. Il s'était présenté sous un jour patelin. Pour m'expliquer comment il gérait les comportements du caporal, il parlait de sa bienveillance d'une manière que je jugeai inappropriée. Ce lieutenant n'était pas apprécié. Ses subordonnés décrivaient un chef maladroit. Il était craint mais pas respecté. C'était un ancien sous-officier qui avait intégré tardivement le corps des officiers. Il était vieux par l'ancienneté dans l'armée et il était jeune par le grade de lieutenant. L'institution militaire caractérisée par un esprit de classe, reliquat de l'Ancien Régime, n'offre pas une place facile aux sujets méritants qui passent d'une catégorie hiérarchique à une autre plus élevée. Ces personnels sont rejetés du corps qu'ils quittent et ils sont accueillis comme des intrus dans le corps qu'ils rejoignent. Ce lieutenant avait peut-être été suffisamment travailleur et dévoué pour mériter sa promotion. Mais il n'en avait pas la maturité psychologique. Il compensait cette faiblesse par un autoritarisme cassant. Ses hommes ne l'estimaient pas. Pour le petit groupe de Ménaka, isolé et confiné en zone hostile, ces défauts généraient une ambiance délétère.

L'adjoint au chef de groupe était un adjudant-chef. C'était un homme calme et assuré. Son autorité naturelle compensait les maladresses de son chef. Il fit le récit d'un épisode de la vie du camp lors duquel le lieutenant fut molesté par un mutin. Cela se passa de nuit. Le camp faisait face à une menace. L'alerte fut donnée. Une agitation anima les soldats qui s'équipèrent pour occuper leurs postes de combat. Ils étaient entraînés. Ils le firent sans problème malgré l'obscurité. Le lieutenant planté au centre du camp hurlait des ordres inutiles. Il était dépassé par la situation. C'est à ce moment qu'une silhouette surgit près de lui et le jeta au sol avec un cri que tout le monde entendit : « Et maintenant, ta gueule ! » Après un bref silence, l'adjudant-chef prit le commandement. Il calma les troupes et fit revenir l'ordre. Le lieutenant se releva sans un mot. Le lendemain il reprit sa place. Tous ses hommes eurent connaissance de ce qui s'était produit. L'événement ne fut jamais évoqué en public. Une violence avec outrage sur un supérieur était un acte grave. Compte tenu des circonstances, l'auteur était passible de sanctions disciplinaires sévères. Personne ne connut son identité. Ce fut vraisemblablement le fait d'un jeune sous-officier. Par la suite le lieutenant sembla modérer son autoritarisme, mais la tension sur la base n'en fut que plus grande. Le lieutenant n'avait pas la confiance de ses hommes.

C'est dans cette ambiance délétère que je devais intervenir. Je m'installai à l'infirmerie. Le médecin fit venir le caporal. Je découvris un soldat résigné. Nous commençâmes l'entretien. Il raconta la douleur qui le rongeait. Une de ses filles était décédée d'une méningite foudroyante quelques années plus tôt. Il en ressentait de la culpabilité. Ce drame avait plongé le couple dans des tensions que l'éloignement accentuait.

C'est un cycle que j'ai souvent observé. Un militaire absent de son foyer lors d'un événement grave se trouve en difficulté sur le plan conjugal. Le couple en crise adopte une solution d'attente qui consiste à prolonger l'éloignement. Le militaire enchaîne les absences. Le problème est ainsi temporisé. Mais cela ne résout rien. Les retrouvailles sont de plus en plus pénibles. Les temps de présence en famille sont écourtés. Tôt ou tard, il leur faudra affronter cette difficulté. L'un et l'autre savent que cela peut les conduire à une séparation. Cette stratégie familiale permet de réduire la crise à une souffrance sourde comme celle qui se montrait devant moi. Je fis au caporal la proposition de venir avec moi à Gao pour un temps de réflexion et de soutien. Il déclina cette offre sans l'examiner. Je ne fus pas surpris de cette résistance. En mission, chaque soldat séparé de sa famille trouve dans la vie de son groupe des soutiens affectifs qu'il perd sitôt qu'il est hospitalisé. Prudemment je n'insistai pas. Il était crucial que je gagne sa confiance. Je l'invitai à réfléchir à cette proposition. Je mis un terme à l'entretien en lui précisant que je discuterais avec lui de cette proposition après le déjeuner.

Pour le repas, nous disposions de boîtes de ration. On pouvait choisir leur contenu. Il y avait des menus numérotés. Je choisis le numéro treize. Terrine de lièvre et parmentier de canard. Dans chaque boîte, il y avait un petit réchaud à monter et des pastilles d'alcool solidifié. Chacun fit réchauffer sa barquette à même le sol. Sur un fil à linge, des bouteilles d'eau étaient tenues dans des chaussettes régulièrement mouillées. L'évaporation rafraîchissait le liquide ce qui le rendait plus agréable à boire. Pendant que nous déjeunions le jeune médecin me raconta son quotidien. La semaine précédente, il avait été confronté à la mort d'un soldat tchadien. Le tableau clinique était évocateur d'un choc septique. Sans la capacité d'effectuer des analyses, il n'avait pas pu identifier le facteur infectieux en cause. En Afrique, même en temps de guerre, les virus, les bactéries et les parasites continuent à tuer des jeunes en bonne santé. La faune du Sahel exposait les militaires à des dangers exotiques. Il y avait les vipères à cornes, des petits serpents qui se dissimulaient sous le sable. Elles étaient une menace pour ceux qui marchaient pieds nus ou avec des sandales. Il y avait les scorpions qui se réfugiaient dans les habitations. Si on avait laissé traîner plusieurs jours un sac ou un carton il était prudent de vérifier s'il n'y en avait pas un glissé dessous. Il y avait aussi un insecte particulier, un joli carabe noir avec des taches blanches sur les élytres.

Cette petite bête aimait entrer dans les maisons. Active la nuit, elle se déplaçait partout. Elle courait parfois sur les soldats endormis. Lorsque cette bestiole se sentait menacée, par exemple si le dormeur bougeait pour se gratter, elle projetait un liquide vésicant qui rongeait la peau. Au début, le liquide provoquait une large tache rouge. De jour en jour, la lésion se creusait et prenait la forme d'un ulcère qui ne guérissait pas. Parfois les plaies étaient si étendues qu'il fallait avoir recours à des greffes de peau comme pour les grands brûlés. Cet insecte était surnommé le « bombardier ». La difficulté à traiter ces plaies le rendait redoutable. Je retenais son nom savant : *Anthia sexmaculata*.

Pendant la pause, le médecin raconta sa version de l'attaque du camp. L'épisode au cours duquel l'autorité du lieutenant avait été bafouée. Cette nuit-là, il était de faction sur le toit de l'infirmerie. Il surveillait les alentours avec des jumelles de vision nocturne. Il vit progresser dans sa direction deux formes humaines qui passaient d'un bosquet à un autre avec des déplacements furtifs. Le manège était suspect. Le camp était attaqué. Il lança une fusée éclairante et déclencha l'alerte. S'apercevant qu'ils étaient découverts et, bien qu'encore distants du camp de plusieurs centaines de mètres, le premier attaquant se fit exploser, ce qui le tua net et entraîna la mort du camarade qui était à ses côtés. C'était une action isolée. Les deux rebelles s'étaient neutralisés avant d'avoir atteint leur cible. Après chaque confrontation avec l'ennemi, outre la charge de capturer ceux qui étaient vivants, les forces de la coalition devaient recueillir, sur les cadavres, un maximum de renseignements. Il fallait les identifier et collecter les objets susceptibles d'apporter une information sur leur organisation. Les téléphones portables, les cartes, les pièces d'identité, les clés numériques pouvaient livrer des indications précieuses dans la lutte contre les groupes armés. Le lendemain, une équipe de démineurs alla sur la zone. Ils eurent du mal à trouver les restes humains. Le corps du premier attaquant avait été coupé en deux par la ceinture d'explosifs. Le second était mort sans avoir explosé. Il avait conservé son potentiel dangereux. Même inerte, il ne pouvait pas être fouillé. Pour neutraliser le danger, les démineurs n'eurent d'autre choix que de faire éclater les explosifs qu'il portait. Ils placèrent des détonateurs sur le cadavre. Une fois les charges explosées, ils durent ramasser un par un les morceaux de chair humaine. Ce fut une tâche éprouvante qui resta stérile. Aucun renseignement exploitable ne put être collecté.

Je profitai de la pause déjeuner pour visiter le camp. Le poste de Ménaka était inclus dans une emprise militaire que la compagnie partageait avec un bataillon tchadien. Les conditions de logement étaient sommaires. Une partie des personnels dormaient sous des tentes. En pleine journée, la chaleur ne permettait pas de se reposer. D'autres étaient logés dans des entrepôts sans fenêtres. Le mobilier était sommaire, fabriqué avec du bois récupéré sur des palettes abandonnées. L'échelle qui permettait de monter sur le toit était faite de planches clouées les unes sur les autres. Je dus l'emprunter pour accéder au poste d'observation. Elle était plus solide qu'elle ne paraissait. Vu de cette hauteur, le paysage était monotone. Une plaine ocre, asséchée et sans relief, parsemée d'arbustes qui n'avaient pas plus d'un mètre de hauteur. L'horizon était vide. On avait l'impression d'être au bout du monde. Ménaka était un lieu de transit des forces rebelles entre le nord du Mali et le Niger. Un soldat fit le récit d'un contact avec un convoi ennemi. Un jour, la base reçut un appel radio signalant des camionnettes armées non identifiées. Ils partirent à leur poursuite. Lorsqu'ils aperçurent les rebelles, ceux-ci détalèrent. Une course-poursuite s'engagea. L'ennemi était sur son terrain et connaissait les pistes. Cinq fois plus lourds, les véhicules blindés de l'armée française ne pouvaient rivaliser avec la vitesse de pointe des camionnettes. Le convoi ennemi se volatilisa. Le soldat raconta comment, pendant encore une heure, le lieutenant refusait l'évidence et continuait à hurler des ordres, convaincu qu'il pourrait rattraper les fuyards.

Je revins à mon caporal. Il ne voulut pas se déplacer à l'infirmerie, prétextant qu'il était fatigué et qu'il voulait dormir. Dans ce type de situation, il y a deux règles : ne pas traîner pour intervenir et ne pas brusquer les protagonistes. Il fallait aussi tenir compte du retour en avion sanitaire. Le pilote m'avait donné une heure limite pour embarquer. La marge d'action était étroite. Je me rendis à la chambre de l'intéressé. Je frappai à la porte pour m'annoncer et doucement entrer. Il ne s'opposa pas. Je vis sur la table une bouteille d'alcool entamée. À côté, un couteau de chasse était planté dans le bois. Je m'en saisis et, par la porte entrouverte, je le tendis à l'infirmier qui veillait dehors. Je cherchai d'autres armes. Je trouvai son fusil et procédai de même. Le caporal était sur son lit. Je pris une chaise pour m'asseoir à côté de lui. Il restait silencieux, la tête baissée. Je récapitulai ce que nous avions échangé le matin et la nécessité qu'il vînt à Gao pour se faire aider. Il répétait qu'il ne voulait pas quitter Ménaka au prétexte que son groupe avait besoin de lui. J'essayai de le convaincre que son groupe avait besoin de lui en bonne santé, ce qui n'était pas le cas en ce moment. J'allais à la porte demander à l'infirmier de préparer un sédatif en solution dans un verre d'eau. La négociation ne fut pas longue. Il accepta de prendre le traitement. Je l'aidai à faire son sac puis nous sortîmes, au soulagement de tous. Sans attendre, nous nous dirigeâmes vers la piste.

Dans l'avion, je restai près de lui. Durant le vol, j'assistai à un manège qui m'intrigua. La convoyeuse de l'air échangeait des regards complices avec l'infirmière. Elle tenait à la main un gros stylo-feutre comme ceux qu'on utilise pour marquer un colis. Le médecin des évacuations aériennes et les techniciens chargés du fret regardaient la scène avec indifférence. J'observai que la convoyeuse surveillait le logisticien qui semblait endormi. Elle s'approcha et, avec son feutre, d'un trait noir sur la lèvre, elle lui dessina une moustache. Le bruit des moteurs, les vibrations de la carlingue et les turbulences rendaient indiscernable le contact du marqueur sur la peau. L'équipage tolérait ce bizutage et s'en faisait complice. Le chef du détachement de l'armée de l'air était le pilote de l'avion, un jeune commandant, qui agissait comme un chef de bande.

Il disposait d'une petite concession enclose dans le camp de Gao. On y devinait une ambiance de colonie de vacances, fonctionnant pour son seul plaisir.

Les militaires étaient à Gao depuis dix mois. Deux relèves s'étaient succédé. Chaque contingent aménageait ses installations avec des matériaux récupérés. Le confort dépendait des initiatives individuelles. D'une concession à l'autre, on voyait apparaître des banquettes faites de quelques planches, d'un morceau de mousse et d'un vieux tissu. Sur les tables étaient rangés par-ci par-là des jeux de société, des boîtes de dés, un tapis avec des cartes à jouer, des fléchettes et une cible. Les popotes reflétaient la dynamique du groupe et sa mentalité. La popote du détachement de l'armée de l'air était mal tenue. Le mobilier était en désordre. La poussière s'accumulait. Au-dessus du bar, sur un fil à linge, des sous-vêtements étaient suspendus qui laissaient deviner des jeux de déshabillage. Un jour, je passais à proximité lorsque j'aperçus une scène pittoresque. Une bâche avait été déposée dans une petite remorque puis remplie d'eau. Cela faisait comme une petite piscine pour enfants. Le pilote, le copilote, la convoyeuse de l'air et l'infirmière, joyeusement, une bière à la main, s'y serraient en maillot de bain. Ils semblaient prendre du bon temps. Un matin, nous vîmes la cabine de l'avion sanitaire affublée, en guise de pare-soleil, d'une géante paire de lunettes de soleil en carton. Les autorités du camp ne s'opposaient pas à ces excentricités. J'appris que ce même avion sanitaire pouvait, à l'occasion, être transformé en boîte de nuit pour des fêtes nocturnes clandestines. On pouvait porter un jugement sévère sur ce détachement de l'armée de l'air. On pouvait aussi faire preuve d'indulgence. Ils étaient en alerte de jour comme de nuit, en permanence prêts à partir pour rapatrier des blessés. Les missions de secours étaient assurées. C'était ce qu'il fallait regarder.

Le jeune caporal fut installé à l'antenne médicale. Il acceptait l'hospitalisation avec docilité. Il était installé sous une tente avec les autres malades. Loin de ses camarades, il craignait de s'ennuyer.

Je passai le visiter deux fois par jour. Nos entretiens se déroulaient dehors. La consultation prenait la forme d'une promenade dans le camp. Les difficultés familiales étaient la source majeure de son anxiété. Tant qu'il était en mission, la relation conjugale était stable. Il expliquait que sa femme était très aimable au téléphone. Il suspectait cette gentillesse d'être feinte. Il était convaincu qu'elle demanderait le divorce dès son retour. Il y avait en lui le paradoxe du militaire qui multipliait les séjours opérationnels. Ce n'était pas le départ en mission qui le perturbait le plus, mais ce qui se passerait dans sa famille au retour de cette mission. Sa vie ressemblait à un vertige. Il accélérait ses absences pour ne pas accentuer une tension familiale proche de la rupture.

Il resta au groupement médical pendant trois semaines. Son état s'améliora. Il put rejoindre son groupe et terminer sa mission. Je le revis la veille de son départ. Il banalisait ses problèmes. Il esquiva les sujets personnels que nous avions abordés deux mois plus tôt. Après son retour, je pris de ses nouvelles. Il s'était séparé de sa femme. N'ayant pas les moyens de se reloger, il s'était replié sur une chambre dans sa caserne. Son irritabilité et sa consommation d'alcool étaient redevenues un problème. Cela compromettait son aptitude à effectuer une nouvelle mission. La détresse qu'il cachait s'amplifiait.

Promenades urbaines

Les semaines précédentes, des fortes pluies avaient inondé le camp. Les véhicules blindés s'étaient enfoncés dans la boue, laissant de profondes ornières. Pour favoriser le drainage du sol, plusieurs mètres cubes de gravier prélevé sur rives du Niger furent déposés dans les allées. Parmi ces cailloux, je trouvai quelques silex grossièrement taillés qui dataient du Paléolithique. Ces pièces n'étaient pas exceptionnelles, mais elles étaient vieilles de plusieurs centaines de milliers d'années. En périphérie du camp, sous un hangar désaffecté de l'aéroport, des marchands étalaient des antiquités et de l'artisanat local. Cet espace était mis à leur disposition. Après le déjeuner, les militaires pouvaient traîner dans les allées. C'était la seule occasion d'acheter des souvenirs. C'était aussi un temps qui permettait de rencontrer des Africains. L'un d'entre eux vendait des pointes de flèches, toutes fines, presque translucides. Elles dataient du Néolithique. Ce vendeur présentait aussi des bijoux en bronze qui dataient de l'Antiquité égyptienne. Ces objets étaient les témoins d'une très ancienne présence humaine dans ces lieux. Depuis les temps préhistoriques, les hommes s'étaient activés, avaient chassé, avaient cultivé, transité, fait du commerce avec les grands royaumes. Et pourtant, des hauteurs du camp, on ne voyait qu'une plaine sèche et désertique. Il était difficile d'imaginer que ces espaces avaient pu accueillir depuis aussi longtemps des générations humaines et qu'il n'y ait pas d'autres traces de leur histoire que ces pointes de flèches que les Touaregs ramassaient pour les vendre aux Européens. Le visiteur était incapable de deviner l'héritage culturel de ce pays. Le passé n'apparaissait pas. Le passé semblait absent.

La force internationale Serval avait établi le camp sur un vaste plateau désert, en bordure de l'aéroport de Gao, à côté d'une ancienne base de l'armée malienne. Sur cette esplanade, les militaires avaient tracé des allées bien droites. Les tentes et les bâtiments préfabriqués étaient alignés. L'ensemble avait une allure de camp romain. Les structures de l'aéroport gardaient les traces des bombardements récents. D'un hangar, il ne restait que trois murs sur lesquels s'appuyait encore une carcasse métallique. Sous ce toit qui n'existait plus traînait une épave qui attirait le regard. C'était un hélicoptère de combat dont les vitres étaient brisées et les pneus crevés. Réduit à l'impuissance, ce terrible engin de guerre était comme un prédateur blessé qui ne dormait pas. Par-derrière, on accédait à l'ancienne caserne malienne. Les bâtiments étaient délabrés. Les forces armées nigériennes y instruisaient des jeunes recrues pour la Mission des

Nations unies pour le Mali. De loin, on voyait les jeunes soldats marcher en cadence. Le médecin de cette base se prénommait Salifou. Il nous adressait des patients. À l'occasion, il venait nous voir. Nous avions des discussions médicales. Son tampon avait attiré mon attention : « 1er Bataillon de la Minusma - Bûrèaü des OpératIon – Le Medecin ». Il s'était amusé à enjoliver les lettres avec les accents et le tréma que lui offrait l'alphabet latin. Salifou nous fit visiter son infirmerie. Dès l'entrée dans le camp, nous éprouvions un malaise. Il y avait un gouffre entre l'équipement dont il disposait et nos installations. Dans la salle de soins, le torchis des murs était à nu. Dans les encoignures, les guêpes maçonnes avaient laissé des nids qui semblaient des coulures de terre. Il n'y avait pas d'armoire. Le matériel était entreposé dans des cartons fatigués laissés à même le sol. La pièce servant d'hospitalisation avait deux matelas posés par terre. Le linge était propre. Le mobilier était d'une saleté repoussante. Nos conceptions de l'asepsie et de l'hygiène paraissaient opposées. Un patient nous observait. Sa perfusion était accrochée à une branche même pas dégrossie. Mes camarades eurent la délicatesse de ne jamais prononcer un commentaire sur l'insalubrité des lieux. Au moment de nous quitter, Salifou offrit à chacun un petit bracelet en cuir tressé.

De ce qu'il nous était donné de voir dans la ville de Gao, les bâtiments les plus anciens dataient de la période coloniale. Ils avaient été saccagés lorsque les forces insurrectionnelles avaient occupé la ville. La façade de la poste était criblée de trous laissés par des tirs à l'arme lourde. Le tribunal de Gao venait d'être réhabilité. C'était l'inauguration. Sur un coin de la façade, une pancarte peinte à la main portait l'inscription : « Réhabilitation de la salle du tribunal par la force Serval ». Le texte était encadré par les drapeaux des deux pays. Dans la cour, des fauteuils et des bancs étaient installés. La cérémonie était sécurisée par les forces spéciales. Les dignitaires étaient assis au premier rang. Le préfet puis le maire prononcèrent des discours pour se féliciter de la souveraineté nationale retrouvée. Les photographes immortalisaient ces moments. Les Touaregs étaient en retrait, silencieux. Ils ne partageaient pas la fierté des autorités. Après les discours, il y eut la visite de la salle du tribunal. C'était une grande pièce simple, bien propre, avec un bureau et des bancs. Au mur, au-dessus du bureau, un tableau en bois figurait une balance grecque dont la colonne était un glaive. C'était le seul symbole visible qui indiquait que ces lieux étaient dévolus à l'exercice de la justice. Les Touaregs étaient partis, sauf un. C'était un vieil homme. Sa tunique et son turban étaient d'un indigo sombre qui se confondait avec sa peau. Je cherchai son regard. Lorsqu'il s'aperçut que je l'observai, il m'offrit un sourire.

Avant de revenir au camp, je fus invité à visiter un bâtiment établi sur les berges du Niger, à proximité du marché. C'était un ancien cinéma de plein air. Il était à l'abandon. La structure datait des années 1950. Quatre hauts murs construits comme des remparts réservaient un vaste espace ouvert vers le ciel. À l'intérieur, sur la façade sud, un panneau géant servait autrefois d'écran. Avec le temps, il avait pris une teinte ocre. La peinture s'écaillait. La cour était envahie de déchets divers. Des troncs d'arbres et des pneus traînaient. Deux petites vaches, quelques moutons et des poules étaient parqués. Des sacs étaient empilés dans un coin. L'endroit servait d'entrepôt. Pour un habitant de Gao ce lieu était sans valeur. Le cinéma avait été construit pour offrir du rêve aux Européens qui vivait à Gao. Avec la décolonisation, les Européens étaient partis et le rêve aussi. Du haut des murs, les visiteurs découvraient une belle vue sur le marché et les rues de la ville. Des ânes maigres tiraient des petites charrettes. Des hommes enturbannés circulaient sur les motocyclettes. Des femmes portaient sur la tête de grosses bassines de plastique. Un peu plus loin, sur le fleuve, les pirogues allaient et venaient. Leurs pétarades étaient couvertes par les cris des enfants et le klaxon des voitures. Les rues étaient pleines de vie. Les militaires de la force Serval ne s'y promenaient pas. De notre promontoire, j'eus l'impression d'être resté dans le passé.

Sur la base de Bamako, des gendarmes français occupaient des fonctions de prévôté. Ils travaillaient avec les autorités civiles de la capitale. Sans m'en informer, ils avaient pris l'initiative de proposer au ministère de la Justice les compétences du psychiatre de l'opération Serval pour expertiser un détenu à la maison d'arrêt. Je fus informé lorsqu'ils me présentèrent la demande officielle des autorités maliennes. Je demandai à ma hiérarchie la conduite à tenir. La réponse de Paris fut sans courage, indiquant que je ne pouvais pas me soustraire à cette mission et que j'en assumerais toute la responsabilité. J'étais piégé. Les prévôts m'amenèrent à la prison centrale de Bamako. Le vaste bâtiment était reconnaissable à ses hauts murs rehaussés de barbelés. Près de l'entrée, un grand panneau de bois à la peinture défraîchie portait une inscription solennelle qui ressemblait à une dictée pour les élèves d'école primaire : « La prison doit se proposer de transformer un être en rupture en citoyen utile, diminuant ainsi le nombre de récidives, il ne s'agit plus uniquement d'élever les murs et de fortifier les serrures des prisons mais d'y faire pénétrer des commissions de surveillance des travailleurs sociaux, des associations et organismes aide aux détenus de favoriser tous les efforts qui peuvent contribuer à la réinsertion socioprofessionnelle du condamné » (*sic*). Le panneau était en place depuis plusieurs années. Des mots manquaient, ainsi que des ponctuations. Je ne distinguai aucune initiative pour corriger les manques de ce texte. Personne ne s'y intéressait. Je compris que personne ne devait le lire.

L'entrée était bâtie dans le style sahélo-soudanais. C'était un double porche à quatre flèches. Au-dessus un autre panneau de bois, tout aussi défraîchi que le premier, indiquait « M - C - B ». En dessous : « Maison Centrale d'Arrêt ». En dessous encore, trois crocodiles superposés qui rappelaient que Bamako, dans la langue bambara, signifie « marais aux crocodiles ». On passait sous deux arches hérissées de créneaux. À l'intérieur des murs, je fus surpris par l'atmosphère calme des lieux. Les détenus pouvaient circuler. Pour les familles, l'accès était libre. J'étais dans l'incapacité de distinguer un prisonnier d'un visiteur. Le directeur de la prison nous accueillit dans son bureau. Il portait des galons de commandant.

La table de son bureau était chargée de dossiers. Sur le mur derrière lui se trouvait un long panneau en bois destiné à l'affichage, entièrement vide. Le câble du téléphone courait dessous, suspendu de clou en clou. Les murs étaient décolorés. La peinture datait de plusieurs années. Je fus amené dans un bureau équipé d'une table et de deux fauteuils face à face. Je m'installai tout en me demandant à quoi pouvait ressembler la personne que j'avais à examiner. Je n'attendis pas longtemps.

Les gardiens firent entrer un homme jeune. Il était habillé avec soin. Il portait une ample tunique blanche brodée aux coutures. Le vêtement propre et sans pli devait être neuf. Son visage n'exprimait aucune émotion. À mes questions, d'une voix lente et détachée, il donnait des réponses précises. Il n'était pas bavard. Jamais il ne prit l'initiative d'apporter plus d'informations que celles que je sollicitai. Il m'apprit les circonstances de son incarcération. Il avait tiré sur un Européen avec un fusil de fabrication artisanale. C'était pour obéir à un ordre. Il entendait des ordres depuis une dizaine d'années. C'était une voix qui venait du soleil. Son histoire était celle d'un délire qui envahissait sa vie. Élève brillant, il avait fait des études d'ingénieur en URSS. Déraciné, le processus délirant s'était installé à bas bruit durant l'isolement de ce séjour. Il avait cependant pu obtenir son diplôme et revenir au Mali où il s'était marié et avait fondé une famille. Il ne put conserver longtemps son emploi en raison, expliquait-il, des maux de tête que lui infligeait le soleil parce qu'il n'obéissait pas à ses commandements. Son voisin était un homme de son âge dont il découvrit les habitudes. Il comprit que ce voisin était celui que désignait le soleil et qu'il devait l'éliminer pour faire cesser ses maux de tête. Il fabriqua un fusil sommaire et, un matin, lui tira dessus. L'Européen avait été à peine blessé. Le jeune homme n'exprimait pas de regrets. Il ne manifestait aucune haine contre celui qu'il avait agressé. Il ne critiquait pas son geste. Les maux de tête avaient disparu, mais le délire persistait. Il ne demandait ni des soins ni à sortir de prison. Une pitié me saisit. Cet homme était un malade mental avant d'être un criminel. Son consentement à l'expertise, le soin qu'il avait mis pour honorer ce moment, la sincérité de ses propos étaient autant de qualités dominantes chez cet homme. Mais le délire continuait à déformer sa pensée. En l'absence de soins, il restait dangereux.

Je suivis le gardien pour retrouver les gendarmes. L'état de vétusté des locaux pouvait effrayer le visiteur. À hauteur d'homme, les murs étaient noirs de crasse. Au-dessus, la poussière s'accumulait dans les toiles d'araignées. Le mobilier était dépareillé. Les bancs étaient couverts de crasse. Les personnels m'accueillaient avec le sourire. Sur le mur d'un bureau, je vis une photo du président de la République française. Je montrai ma surprise. Le gardien débonnaire s'exclama : « François Hollande... L'ami du Mali ! » Le directeur de la prison me fit visiter la cour. C'était un grand jardin de terre battue. Des immondices s'amoncelaient aux pieds des manguiers qui prodiguaient une ombre apaisante. Les détenus vaquaient à leurs occupations. Le directeur désigna de loin un bâtiment aux fenêtres sécurisées. Derrière les barreaux, des hommes immobiles nous observaient en silence. C'étaient des insurgés. Ils avaient été capturés par la force Serval puis confiés à l'administration pénitentiaire malienne. Ils étaient sous la protection de la Croix-Rouge dont je rencontrai la déléguée. Le directeur me fit passer devant une cuisine en plein air. Une quinzaine de niches à même le sol abritaient des foyers. Des rondins de bois se consumaient dans les flammes. Des gamelles traînaient. Les femmes s'activaient pour préparer le déjeuner. On m'expliqua que les détenus faisaient leurs repas, assistés parfois de leurs familles. L'atmosphère était détendue, presque joyeuse avec la perspective du prochain casse-croûte.

Au retour, la route nous fit passer par un carrefour. Au centre, sur le terre-plein, était disposé un monument en ciment de facture naïve. Un hippopotame trônait sur un piédestal. Ses formes rondes étaient gracieuses. La gueule ouverte était armée de quatre dents longues et blanches. La statue était couverte d'affichettes en partie arrachées que les pluies avaient délavées. Un petit carré mentionnait « monument hippopotame ». Cet animal était l'emblème du Mali. Dans une échoppe, une chanson avait accroché mon oreille. C'était l'adaptation musicale d'une histoire traditionnelle chantée par les griots. Ce conte, *Mali Sadio*, avait été adapté par Toumani Diabaté et Mangala Camara. C'était l'histoire d'une amitié chaste entre une jeune fille et un hippopotame. Les deux s'étaient promis fidélité. Chaque fois que la jeune fille allait au fleuve laver son linge, l'hippopotame venait près d'elle. Un prétendant jaloux tua l'animal. La jeune fille renonça au mariage... On m'expliqua que le musicien et le chanteur étaient chacun des célébrités nationales. Toumani Diabaté était considéré comme le plus grand joueur de kora, l'instrument signature de la culture mandingue. C'est une harpe à vingt et une cordes tendues entre une demi-calebasse et une longue hampe. Le chanteur, Mangala Camara, était mort quelques mois plus tôt. Si sa disparition avait laissé le pays en deuil, on me fit comprendre que l'abus d'alcool avait accéléré sa disparition. Son père avait été, comme des dizaines de milliers d'autres Africains, un ancien militaire de l'armée française. Cette chanson m'imprégnait du Mali. J'y trouvais la sensibilité et la poésie d'une légende, l'émotion d'une voix et l'envoûtement d'une musique. Les prévôts m'amenèrent au marché artisanal. Les bijoutiers travaillaient devant leurs échoppes sur de minuscules établis de fortune posés à même le sol. D'autres présentaient des sculptures en bois, d'autres encore des sacs et des cartables de cuir. Un marchand m'interpella. Il portait un vêtement satiné de bazin bleu avec autour du cou un chèche indigo. « Je voulais te dire quelque chose... tellement maintenant on est tranquilles... on dort tranquillement... on (peut se) promener tranquillement... Vraiment on est contents ! » Je le remerciai de son appréciation. Il continua : « Toute ma famille vit en France... depuis que vous êtes venu ici, je sais bien qu'on a la sécurité. Merci Beaucoup. Merci ! »

Quelques années plus tôt, j'avais été sollicité pour assurer un enseignement au Gabon, à l'École d'application du service de santé militaire de Libreville. Lors de ce bref séjour, j'étais allé saluer à l'hôpital un collègue ophtalmologue gabonais. Nous avions, trente ans plus tôt, fait nos études ensemble à Santé navale. Nous nous étions retrouvés au Val-de-Grâce dans la formation à nos spécialités respectives. Nous avions l'un et l'autre passé le concours d'agrégation. Je le retrouvai avec le même plaisir. À l'occasion de ce séjour, je fis la connaissance d'un grand ancien de Santé navale. Il faisait une visite de courtoisie à ses collègues de l'École d'application. Une génération nous séparait. Il était retraité. Après une brève carrière militaire, cet homme avait occupé des fonctions publiques. Il avait effectué plusieurs mandats de ministre de la Santé puis avait été le représentant de l'Organisation mondiale de la santé au Gabon. Sa femme, une infirmière qu'il avait rencontrée à Bordeaux pendant ses études, avait été présidente de la Croix-Rouge gabonaise. Il me fit l'honneur d'une invitation à dîner. Le chauffeur militaire de l'école fut mis à ma disposition. Je traversai Libreville. Avec la nuit, la musique envahissait la rue. Les jeunes allaient et venaient. La ville devenait une immense fête. Tout en conduisant, le chauffeur me commentait la vie des quartiers que nous traversions :

« Et là, comment s'appelle ce quartier ?
– C'est derrière la prison.
– Il y a la prison ?
– Oui.
– OK... Et c'est quoi le nom de ce quartier ?
– Derrière la prison. »

Notre hôte avait invité un autre médecin gabonais, plus jeune que moi, gynécologue, qui avait lui aussi fait ses études à Santé navale. Ils me racontèrent une autre histoire de nom de quartier à Libreville. Il y avait, au temps de l'époque coloniale, un bar chic. La rue n'avait pas de nom. Les Européens qui s'y rendaient indiquaient au taxi de s'arrêter à un endroit précis : « Là ! là ! là ! » La rue avait ensuite pris ce nom et s'appelait « rue Lalala ». Le repas fut un moment de partage. L'ancien ministre et sa femme racontèrent leur vie à Bordeaux.

Leurs enfants étaient installés en France. Lui d'origine gabonaise et sa femme d'origine antillaise incarnaient l'ouverture d'esprit et le sens de l'accueil. À la fin du repas, l'ancien ministre alla chercher un objet qu'il voulait me montrer. C'était un disque vinyle, un vieux 33 tours dont la pochette avait été jaunie par le temps. Les élèves de la chorale de Santé navale avaient enregistré puis fait graver le chant traditionnel de l'école. Il voulut nous le faire écouter. Ce soir-là, sur l'équateur, trois élèves de générations différentes chantèrent en chœur la matrice qui les avait faits semblables.

Escale à Niamey

Fin de journée sur Gao. L'heure des activités sportives. J'avais mis ma tenue de sport pour faire le tour du camp. En trottinant je contemplais la plaine. Au-delà de la haie de barbelés, je voyais les buissons d'herbes grasses et les arbustes piquants que rougissait le soleil couchant. Dans le lointain, des chameaux avançaient à pas lents. Je ne pouvais les approcher. Hors de question de sortir du camp pour se dégourdir les jambes. À l'horizon, le soleil disparaissait dans une fine poussière qu'il faisait flamboyer. J'étais sans pensée. Je rejoignais les tentes lorsque le médecin des évacuations aériennes vint vers moi : « On vous cherche ! Il y a eu un mort à Niamey. On part peut-être ce soir... Préparez-vous. »

L'avion sanitaire partit à la nuit tombée. Avec moi, il y avait le pilote, le copilote, deux mécaniciens et l'équipe médicale des évacuations aériennes. La carlingue quasiment vide était plongée dans l'obscurité. La convoyeuse de l'air, l'infirmière et le médecin étaient dans leur routine, chacun dans un coin, confortablement installés à lire à la lampe frontale ou à jouer sur leurs tablettes. J'étais bien seul avec mes questions. Que s'était-il passé ? Qui allais-je rencontrer ? Comment cela allait-il se passer ? Le commandant me fit demander.

Il m'indiqua que l'avion s'immobiliserait en bout de piste sans couper les moteurs et qu'ils repartiraient sur-le-champ vers Gao. J'eus le sentiment d'être abandonné. Je m'imaginai déjà au milieu de la nuit, au bord d'une piste, dans un pays inconnu, sans moyen de communication. Je restai dans la cabine dans l'attente d'informations complémentaires. Aucune ne vint. L'équipage était peu soucieux de mon devenir. Le pilote et le copilote se concentraient sur la phase finale du vol. Je compris que c'était la première fois qu'ils se posaient à Niamey.

L'appareil commença la descente. La ville apparut dans la nuit. Je devinais les boulevards aux lignes lumineuses que faisaient les phares des voitures. La circulation était dense malgré l'heure tardive. Une fois posé, l'avion se détourna de l'aérogare civile puis vira vers un coin peu éclairé. Je descendis par la rampe arrière sans distinguer grand-chose. Je vis des appels de phares. J'avançai vers ce que je devinais comme un véhicule tout-terrain. Derrière moi, l'avion fit vrombir ses moteurs et redécolla. Le colonel de l'armée de l'air qui commandait le détachement français de Niamey était venu m'accueillir. Nous restâmes un moment dans la voiture à l'arrêt. Il m'expliqua tout ce qu'il pouvait savoir du drame, c'est-à-dire pas grand-chose sinon qu'un homme était mort et que ses personnels étaient sous le choc.

En périphérie du camp, il y avait une allée de tentes vides. J'y fus logé pour finir la nuit. Le lendemain, j'avais rendez-vous à l'infirmerie avec le médecin. Il m'emmena au mess. Je pris le petit déjeuner avec ceux qui étaient présents. C'était une façon de me mêler au groupe. Je découvris le confort particulier des unités de l'armée de l'air. Il y avait des jus de fruits et des viennoiseries au petit déjeuner. J'appréciai avec discrétion ces plaisirs inattendus. Je prolongeai mon temps à table afin que ceux qui arrivaient puissent se familiariser avec ma présence. Je programmais deux actions urgentes. Je devais prendre en charge l'auteur du tir mortel qui déjà parlait de se suicider. Je devais aussi conduire une action de soutien psychologique au profit de son groupe. Le médecin de la base me raconta les événements de la veille. Il avait tenté une réanimation d'urgence. La balle avait touché la victime à la poitrine. Sur une radiographie de piètre qualité, on devinait que les organes avaient été arrachés. Le cœur était passé à droite de la cage thoracique. La mort avait été instantanée. Le médecin me fit ensuite passer devant l'endroit où le drame s'était déroulé. Les lieux devaient être laissés en l'état dans l'attente des prévôts. Je notai au sol la tache brune laissée par le sang de la victime.

L'un des plus grands malheurs de l'existence est d'avoir involontairement tué un frère d'armes, que ce fût par maladresse ou par bêtise. Le jeune homme que j'avais devant moi était silencieux. Envahi de colère. Il me défiait du regard. Lui et la victime appartenaient au groupe des commandos de l'air. Ils étaient très liés depuis leur rencontre. Ils avaient ensemble accompli leur formation, partageant l'ambition d'entrer dans les forces spéciales. Pour se préparer à rejoindre ces troupes d'élite, ils s'étaient déjà donné des surnoms. Faf pour le premier, Guibz pour le second. Ils débordaient de virilité. Ils étaient adeptes des arts martiaux et aimaient mimer des combats violents. Ils se respectaient et se provoquaient en même temps. La veille, en fin de journée, leur service terminé, ils étaient devant les douches. Ils étaient en tenue de sport. Ils se détendaient. Ils avaient leurs armes. Le coup de feu partit. Faf, qui avait le fusil dans les mains, mit du temps à comprendre qu'il venait de tuer son frère d'armes. Un drame venait de les séparer de la pire manière. Pendant plusieurs heures, il resta hagard. Ses collègues se succédaient auprès de lui pour offrir le rempart de leur camaraderie. Puis il prit une posture de défi. Il annonça son intention de se tuer ou de se faire tuer.

Le commandement accepta que les membres de ce groupe fussent exemptés de service afin d'être disponibles pour la prise en charge psychologique. La réunion se fit sous le préau qui servait de salle de télévision. Je n'avais pas le choix. C'était le seul endroit où il y avait de l'espace et des chaises. Les premiers commandos arrivés restèrent à l'écart. Ils observaient et discutaient entre eux. Je laissais les minutes s'écouler. Je ne hâtais rien. Il s'agissait de faire comprendre que je prendrais le temps nécessaire pour les écouter. Lorsque tous furent réunis, je me présentai. Je dis les raisons de ma présence. Ils restaient silencieux. Puis l'un d'entre eux s'exprima : « Nous sommes victimes d'un burn-out. » Je notai qu'il ne disait pas « je », mais « nous ». J'étais confronté à une réaction collective. Le groupe se resserrait autour du tireur impliqué. J'y voyais un réflexe de solidarité. C'était prévisible. Plusieurs voix firent écho :

« Cette mission est trop dure.

– Nous devons rentrer tous ensemble.

– Il n'y a qu'une chose à faire... Il faut que le commandement nous rapatrie. »

Lorsque la réunion prit fin, j'étais confronté à un problème. La mission du service médical aux armées est la préservation des effectifs. Je ne pouvais pas demander au colonel de faire rapatrier tous les commandos de sa base. Je notai un point positif. La confusion s'était dissipée. L'unité syndicale qui avait émergé était une modalité de défense du groupe. Je ne devais pas m'y opposer. Je négociai du temps.

Je partis faire le point avec le colonel. Il portait une combinaison de vol sur laquelle je repérai l'écusson de pilote de chasse. Il semblait habitué aux situations de crise. Il me parla de son avion, le Mirage F1. Il m'expliqua que c'était un « avion d'homme » qui se pilotait « aux fesses ». Après ces courtes digressions, nous fîmes un point sur la situation. Je l'informai de la réaction collective. Il me fit confiance et accepta le principe d'une pause de trois jours pour prendre une décision. Le temps était compté. Il attendait la visite prochaine du ministre de la Défense. J'allai prendre des nouvelles du soldat impliqué dans le tir accidentel. Il avait consenti à prendre le traitement sédatif que j'avais prescrit. Le risque suicidaire était élevé. J'obtins qu'à tour de rôle un camarade continuât à le surveiller, de jour comme de nuit.

Un entretien individuel avec chaque commando fut programmé. Dans les intervalles, je circulai dans le camp. Le pasteur avait élevé une chapelle ardente. À l'ombre d'une tente inoccupée, sur une table couverte d'un drap blanc, au milieu de quatre grandes bougies, il avait placé un cadre barré d'un ruban noir. J'y découvrais la photographie de Guibz, cet homme que je n'avais pas connu, qui était présent hier et maintenant si terriblement absent. Je dévisageai un beau gosse, le regard malin et le sourire plein de confiance. Devant la photo, sa veste de treillis avait été pliée avec soin. Sur le vêtement étaient déposés sa bande patronymique et ses insignes de commando. Celui qui voulait se recueillir pouvait venir. Sans un mot, ses camarades entraient et s'asseyaient. Faf fit la demande de pouvoir s'y rendre. Je l'accompagnai. Il avait préparé ses gants de boxe. Je le laissai faire. Il se présenta devant l'autel et déposa les gants à côté de la photo. Sans un mot, il échangea une accolade avec ceux qui étaient là. Il sortit. Puis, soudain, s'emporta. Il eut des gestes désordonnés. Comme s'il voulait se battre. Ses camarades le calmèrent. Ensemble, ils revinrent à la chapelle ardente. Faf s'approcha du cadre. Il enleva de sa poitrine la bande patronymique et la déposa sur la veste de treillis. La portée symbolique du geste était claire. Faf montrait au groupe son souhait de prendre la place du mort. Le silence était lourd. Un autre camarade se présenta derrière lui et fit le même geste. À la suite chacun fit pareil. À la fin de la journée, la veste du défunt était couverte des bandes patronymiques des membres de son groupe. Ce mouvement collectif était spontané. Au-delà de l'hommage, je l'observai comme un geste de solidarité et de résistance face à la mort. La levée de corps se fit tard dans la soirée. Au milieu de ses camarades, en tenue de cérémonie, Faf y assistait.

Lors des entretiens individuels, les commandos réitérèrent leur demande à être rapatriés ensemble. Sur la trentaine des personnes reçues, je repérai quelques cas de détresse morale. Ces cas concernaient des personnes fragilisées par des événements traumatiques antérieurs, survenus dans l'enfance ou lors de précédentes missions.

Je fis à chacun la même réponse : une décision sera prise dans les jours à venir. S'ils maintenaient leur demande d'un retour en métropole, je pris l'engagement de la soutenir. Je prenais un risque. Nous attendions la visite prochaine du ministre de la Défense et de son état-major. Je devais veiller à ne pas mettre de désordre dans cette visite. Je faisais le point deux fois par jour avec le commandant de la base. Il gérait ces tensions avec sang-froid. Pour me faire comprendre les enjeux du moment, il proposa la visite de ses installations. Nous quittâmes le camp. Le terrain d'aviation était plat. De part et d'autre de la piste le sol était poudreux. Les pieds s'enfonçaient dans la poussière de latérite jusqu'aux chevilles. J'observai des ronds dessinés çà et là sur le sable. Ce phénomène était naturel. Je mis du temps à le comprendre. Au centre de chaque petit cercle se trouvait une fine herbe desséchée, presque invisible. Les rafales de vent poussaient la brindille dans un sens puis dans l'autre. Dans ses va-et-vient, l'herbe traçait autour d'elle un relief circulaire. Je me laissai étonner par ces lignes parfaites et éphémères que la nature inscrivait dans la poudre orange.

Sous les hangars dormaient les drones. Dans une cabine, je rencontrai l'équipe constituée du pilote et de l'analyste. À trois cents kilomètres de là, leur machine volait au-dessus d'Ansongo. En bord du fleuve, cette région était un carrefour entre le Mali, le Niger et le Burkina Faso. Devant un écran où s'affichaient les paramètres du vol, le pilote poussait le manche avec douceur. Devant un autre écran, assis à côté de lui, l'analyste surveillait les images que le drone leur envoyait. Les détails étaient nets. On voyait des véhicules aller et venir, des hommes se déplacer d'une maison à l'autre. C'était la guerre à distance. Ces individus ne pouvaient pas savoir que leurs déplacements étaient surveillés. Haut dans les airs, le drone ne faisait aucun bruit. En sortant de la cabine, au bout de la piste, sur le parking, on pouvait distinguer un gros appareil dont la carlingue bleu pâle se confondait avec le ciel. J'identifiai un Breguet-Atlantique. Je me demandai quelles missions pouvait remplir, au milieu du désert, ce patrouilleur maritime. J'imaginai une similitude entre le Sahel et l'océan. L'un et l'autre sont de vastes étendues désertes parcourues par des marchands et des pirates. En pratiquant des attaques, les groupes armés terroristes étaient semblables aux pirates. La guerre au Mali était une guerre contre la piraterie.

Le lendemain, alors que je prenais le petit déjeuner avec les commandos, un jeune officier en combinaison de vol vint à nous. C'était le pilote du patrouilleur maritime. Il souhaita me parler. Il me confia qu'il avait, quelques années auparavant, été responsable d'un accident de vol entre deux avions de chasse. La collision avait entraîné la mort de son chef de patrouille. Sa carrière en avait été affectée, mais il était resté dans l'institution militaire et volait maintenant sur Breguet-Atlantique. Il me demanda s'il pouvait parler au soldat responsable de la mort de son camarade. Sa disponibilité pour aider un frère d'armes malheureux fut une belle opportunité. Je l'amenai à Faf. Il lui parla avec des mots simples. Il lui raconta son accident, son désarroi, les phases de l'enquête, les instances devant lesquelles il eut à répondre de ses responsabilités, l'attente des décisions judiciaires qui pouvaient le frapper, son parcours de réhabilitation. Bien qu'il y eût une différence dans le grade, le caractère de l'accident et le niveau de responsabilité, le jeune pilote offrait de parler à celui que le drame venait d'isoler. Sa contribution fut précieuse. Il s'exprima aussi devant les commandos. Lui était en tenue de vol, en face de lui les militaires étaient en tenue de combat. Les paroles de ce pilote eurent un effet apaisant. Peut-être, lui-même aussi, par l'humilité de son témoignage, trouvait-il un réconfort face à l'épisode douloureux de son histoire.

Le lendemain matin, au petit jour, les prévôts placèrent Faf en garde à vue. Je restai disponible pour le recevoir en cas de difficulté. Les entretiens précédents avaient permis de le préparer à cette épreuve. Après le déjeuner, ils procédèrent à la reconstitution. J'observai Faf répondre avec calme. La garde à vue fut levée tard dans la soirée. Il en sortit apaisé. Lors de l'entretien qui suivit, il insista pour orienter la discussion sur le sort de ses camarades. Il se faisait leur porte-parole avec insistance, estimant que seule la décision immédiate d'un rapatriement collectif pouvait mettre un terme à leur souffrance. Il avait préparé à mon intention une feuille sur laquelle il avait inscrit la liste des noms de ceux qui lui semblaient le plus souffrir de cette situation et il me demanda de les suivre en priorité. Faf se reconstruisait au plan moral en recouvrant sa place de chef de bande. Son rapatriement fut programmé le jour suivant. Notre dernier entretien fut long. Je l'amenai à la rédaction de deux lettres, la première destinée à la mère du défunt, la seconde à son frère. Les prévôts quittèrent le camp, emmenant Faf vers son destin. L'ambiance changea. Séparés de lui, ses camarades éprouvaient un soulagement. La tension s'apaisa en quelques heures. Les membres du groupe commando voulaient tourner la page. Sauf trois d'entre eux déjà éprouvés par des drames antérieurs, ils exprimèrent le souhait de reprendre leur service et leurs tours de garde. Le premier soir sans Faf coïncida avec la Saint-Sylvestre. Le réveillon se déroula dans une ambiance morose. Les fêtes sont pénibles lorsqu'elles coïncident avec un deuil.

Le ministre de la Défense arriva. Lorsqu'il visita la base, chacun avait repris sa place. Il était accompagné de son état-major. Son épouse faisait partie de l'équipage. On me demanda de l'accompagner. Elle visita les personnels féminins du détachement. Je la sollicitai pour qu'elle puisse prononcer quelques mots d'encouragement aux commandos. Nous arrivâmes au pied du mirador. Je lui proposai de monter. Ce n'était pas prévu. Je pensai qu'un échange avec les sentinelles pût être un signe fort de soutien. Elle eut la gentillesse d'accepter. L'accès était acrobatique. Avec un sourire elle évoqua le souvenir de son enfance, les vacances à la campagne et l'échelle qui donnait accès au grenier. Elle prit du temps pour tendre la main à chacun, les écouter et dire un mot de reconnaissance. Les commandos, qui étaient quelques jours plus tôt unanimes à exiger leur départ, se trouvèrent renforcés dans leur choix de poursuivre la mission.

Mon intervention était terminée. Il restait à trouver un moyen de transport pour revenir à Gao. Opportunément un petit bimoteur de transport affrété par l'armée faisait une liaison entre Niamey et Ouagadougou où stationnaient les forces spéciales françaises de l'opération Sabre. Mon départ fut programmé à la hâte. On me fit la promesse d'un vol plus tard vers Bamako. J'étais poussé d'étape en étape sans savoir quand et comment je pourrais rejoindre ma base. Je fus conduit sur l'aéroport de Niamey et on me déposa à proximité du hangar réservé à l'armée de l'air. Je ne savais pas à quelle heure l'avion devait se présenter pour charger le fret et m'embarquer. Le site était désert. Je me retrouvai encore une fois seul au milieu de nulle part et sans moyen de communication. Je laissai les réflexions envahir mon esprit. Je cherchai un coin d'ombre pour attendre. Je vis un banc. Je m'y installai. Mon regard traîna sur les graffitis laissés sur la planche de bois. Dans un coin, en grosses lettres, je lus deux mots : FAF et GUIBZ. Je fus envahi d'un sentiment d'étrange familiarité au milieu de ce lieu inconnu. J'imaginai les deux amis, au détour d'une patrouille, quelques jours plus tôt, s'asseoir sur ce banc et graver leurs noms avec leurs gros couteaux. Le destin venait cruellement de les séparer. Le bimoteur se présenta en fin de journée. Je quittai Niamey entre deux caisses d'alcool.

Le rêve du Niger

La guerre est un phénomène récurrent. Pour nous le rappeler, nous avons en mémoire les récits des conflits passés et chaque jour les images des conflits lointains. Mais les combats ne sont visibles que là-bas, par ceux qui les conduisent et, hélas, ceux qui les subissent. On peut constater un phénomène paradoxal : en temps ordinaire, dans notre espace intime, on n'envisage pas la possibilité d'une guerre. On évite d'y penser. La guerre fait peur parce qu'on sait qu'elle peut, un jour ou l'autre, venir à nos portes. Il est probable que, pour des jeunes qui entrent dans l'armée, comme ce fut mon cas, notre engagement vise à affronter cette menace invisible. On part avec l'idée qu'on sera mieux armé face à une guerre si on apprend à s'y confronter avec un entraînement adapté. Un an avant mon entrée à Santé navale, j'avais effectué une préparation militaire. Cinq semaines de crapahuts et de bivouacs, de manipulation d'armes et d'exercices de tir. Au cours de cette formation, nous reçûmes la visite du gouverneur militaire de Paris. On était en pleine guerre froide. Son discours nous fit une impression forte. Il envisageait un conflit en Europe dans les quatre années à venir. Sa prédiction ne s'est pas réalisée, mais il avait raison de penser qu'une guerre était toujours possible. Il suffit de s'éloigner de ses frontières pour en prendre conscience.

Les forces spéciales étaient basées à Ouagadougou. Je fus sollicité pour conduire un débriefing psychologique. J'allai à la rencontre de l'élite de nos combattants. Ils étaient les soldats les mieux équipés pour les combats rapprochés. Des professionnels hautement qualifiés. Tout ce qu'ils réalisaient relevait de l'exploit. Je les écoutai. Une de leurs missions avait été de capturer un chef rebelle recherché pour les meurtres de ressortissants européens. Les informations apportées par la guerre électronique et les drones avaient permis de localiser son campement. L'équipe fut parachutée au milieu d'une nuit sans lune à quatre mille mètres d'altitude. Parachutes ouverts, ils avaient continué à progresser vers le campement. Ils avaient atterri à deux kilomètres de là et effectué les derniers kilomètres à pied. Ils fouillèrent les tentes les unes après les autres. Chaque ennemi capturé était immobilisé et bâillonné. Signe de leur furtivité, lorsqu'ils pénétrèrent dans la dernière tente, les rebelles y dormaient encore. Cette mission avait été une réussite totale. Une autre fois, en plein jour, croyant suivre les traces de leurs alliés, ils étaient tombés dans un traquenard. Les passagers du premier véhicule sortirent. Le déluge de feu était tel qu'il leur était impossible de combattre sans être immédiatement abattus. Les personnels des véhicules suivants furent bloqués. Par chance, l'hélicoptère de combat qui les accompagnait put intervenir avant que le piège ne se refermât sur eux. Le tireur de l'hélicoptère confia qu'il avait ressenti un malaise lorsqu'il avait dû poursuivre les tirs sur un ennemi, déjà deux fois blessé, qui s'obstinait à combattre. La partie la plus pénible de leur mission était celle qui suivait l'affrontement. Comme ils se trouvaient en plein désert, à des centaines de kilomètres de leur base, ils devaient, avant de les ensevelir, assurer l'identification et la fouille des corps des ennemis tués. Les téléphones portables et les matériels électroniques pouvaient être riches d'informations. Cette tâche leur répugnait. Surtout lorsqu'il fallait la conduire alors que la tension opérationnelle n'était pas retombée. Ils allaient jusqu'au bout. Ces soldats étaient performants. Ils ne connaissaient pas d'autre satisfaction que celle d'avoir, le mieux possible, accompli un devoir.

Ce devoir, ils acceptaient d'en payer le prix. À l'antenne chirurgicale de Gao, nous reçûmes l'un d'eux, blessé à la cuisse lors d'une opération de nuit. La balle d'un fusil de guerre ne pèse que sept grammes mais sa vitesse est de trois mille kilomètres heure. À l'impact, l'énergie est mille fois celle d'un coup de marteau. Le fémur avait volé en éclats, emportant avec lui dix centimètres de l'artère fémorale et du nerf sciatique. Le chirurgien de l'antenne était un spécialiste des sutures vasculaires. Il avait amené ses instruments de microchirurgie. Il put dans les premières heures rétablir la continuité vasculaire. C'était une chance pour le soldat. Ce geste crucial avait permis d'éviter l'amputation immédiate. Tout le monde fut rassuré. À mon retour en métropole, je racontai cette prouesse au collègue titulaire de la chaire de chirurgie de guerre à l'école du Val-de-Grâce. Ce chirurgien qui avait connu bien d'autres missions présenta une opinion divergente. On avait fait perdre une chance à ce soldat. Compte tenu de l'évolution possible de sa blessure et de ses multiples complications, il était prédictible que sa rééducation allait se prolonger sur des mois, voire des années, que sa vie allait alterner entre des interventions douloureuses et des mois en centre de rééducation pour préserver une jambe inerte, alors que s'il avait été amputé il aurait pu, dès la cicatrisation du moignon, être appareillé d'une prothèse bionique et en quelques mois retrouver une déambulation performante. En conservant l'intégrité corporelle du blessé, le chirurgien de l'antenne de Gao avait maintenu l'espoir de récupérer une marche normale. Le blessé et son entourage avaient été rassurés, mais le bénéfice de l'intégrité anatomique entraînait un préjudice au plan de l'autonomie fonctionnelle. La guerre est ainsi. Elle nous confronte à des dilemmes de cet ordre. On essaie de faire son devoir le mieux possible et le résultat sera de toute façon un malheur.

Long de quatre mille kilomètres, le Niger est un vaste ruban d'eau qui sinue sur une terre aride. Dans la banlieue de Bamako, un centre de loisir avait été aménagé sur une colline qui dominait une boucle du fleuve. Les installations étaient rustiques. Une piscine avait été improvisée au creux des rochers. Des paillotes offraient de l'ombre. Le bar servait des boissons, des salades et des brochettes. Le commandement prit l'initiative d'offrir aux soldats, la veille de leur retour en métropole, une journée de repos dans ce centre. Je fus requis avec Sébastien, un jeune collègue volontaire, pour assurer la prise en charge psychologique des soldats lors de cette journée. Le principe était double : dépister les personnes susceptibles de présenter un état de stress post-traumatique ; ensuite dépister les situations à risque pour les familles. Plusieurs enquêtes dans les armées occidentales avaient montré que le retour des soldats dans leur foyer était un moment à risque pour l'équilibre familial. Le retour de mission est un moment compliqué. Des textes anciens nous rendent sensibles à cette difficulté. À travers différentes métaphores poétiques, l'*Odyssée* d'Homère faisait déjà la description, il y a trois mille ans, des difficultés d'un guerrier à reprendre une vie normale auprès de sa femme et de son fils. Lors de nos entretiens, j'écoutai ces hommes raconter leur guerre et faire des confidences sur leur vie personnelle. L'ambiance était étrange. Le site était paradisiaque, le massif de basalte était chauffé par le plein soleil. De cette hauteur, on voyait miroiter le fleuve. Les arbres et les fleurs bourgeonnaient de leurs vives couleurs sur cette terre brûlée. Un baobab majestueux dressait ses branches dans le ciel. L'air était silencieux. Rien ne laissait penser qu'il y avait la guerre sur cette terre.

Il y eut un jour, à l'intérieur du camp, un moment pendant lequel nous voulûmes croire à la paix. Ce fut la veille de Noël. À ce moment, le principal du contingent de l'opération Serval était composé par l'infanterie de marine. La communauté polynésienne était en nombre. Les soldats avaient emporté leurs instruments de musique. On pouvait compter une dizaine de ukulélés et de guitares. La messe fut célébrée dans le hangar du détachement d'hélicoptères. L'office œcuménique fut animé par les chants traditionnels des îles du Pacifique. Les hommes fredonnaient en chœur d'une voix grave. Les femmes chantaient à tue-tête. Leurs voix aiguës plongèrent notre communauté dans un moment poignant de nostalgie solidaire. On eut envie que ce moment durât toute la nuit. Vers minuit, il fallut se séparer. Chacun retourna à sa tente pour s'isoler dans son alvéole de toile. Le sommeil vint rapidement. À 2 heures du matin, nous fûmes réveillés par des explosions. La sirène retentit. Le camp était la cible d'attaques à la roquette. Les rebelles avaient choisi ce moment de paix pour manifester qu'ils étaient en guerre avec nous. Le brouhaha de la troupe envahit le site, couvert par le sifflement des hélicoptères qui avaient décollé pour nous sécuriser. Chacun dut s'équiper. Ce fut notre nuit de Noël. Avec arme, casque lourd et gilet pare-balles, à moitié debout sous un abri, et à attendre l'autorisation de revenir sous la tente pour finir la nuit dans un maigre sommeil.

La paix est une impression confortable, mais elle n'existe pas. Les communautés humaines sont prises en permanence dans une dynamique. Elles bougent. Elles se développent. Des tensions travaillent leurs bords. C'est ainsi depuis la nuit des temps. La mémoire de l'humanité commence par des récits de luttes et de conquêtes.

On peut même convenir d'une cynique réalité. Les guerres sont au cœur du processus de civilisation. On les condamne sans cesser d'en produire. Romain Gary comparait la guerre à une anthropophagie. Dans les conflits, des hommes sont consommés au profit d'autres qui s'en nourrissent. Ceux qui disparaissent ne sont plus là pour s'en plaindre. Ceux qui en profitent nous endorment et font croire que les guerres sont inexistantes ou trop lointaines pour nous intéresser.

Une deuxième fois, le camp fut visé par une salve de roquettes. Toujours la nuit. Les tirs étaient approximatifs. Aucune n'explosa dans la zone d'habitation. Les événements se déroulèrent de la même manière. Une série de bruits sourds. La terre tremblait légèrement, donnant l'impression que le bruit venait du sol. Dans l'épreuve, j'observai les réactions du petit groupe de l'antenne médicale. Nous avions rejoint nos postes. Médecins, infirmiers, brancardiers, auxiliaires médicaux, chacun s'activait sans panique. Comme chaque fois, nous n'avions aucune information sur les opérations en cours. On subissait. Les discussions allaient bon train. Le groupe se comportait comme si nous étions dans une routine. J'avais sous les yeux la démonstration du courage ordinaire. Les hommes fanfaronnaient sans excès, se bousculant un peu. Les femmes discutaient entre elles. Je n'observai aucun comportement pouvant exprimer une détresse. Le fait d'être unis dans l'épreuve suffisait à contenir la peur que l'attaque pouvait provoquer. La solidarité s'exprimait à travers les gestes et les paroles échangées. C'était un courage mental bien différent d'un courage physique. Je pensai à ce qu'Antoine de Saint-Exupéry avait écrit à ce sujet. C'était du temps où il survolait la Mauritanie dans le cadre de la liaison Casablanca-Dakar. Il faisait du courage physique une piètre qualité. Dans une lettre à André Gide, il racontait qu'il en avait pris conscience après avoir passé deux jours et deux nuits en plein désert avec onze Maures et un mécanicien pour sauver un avion : « Alertes diverses et graves, pour la première fois, j'ai entendu siffler des balles sur ma tête. Je connais enfin ce que je suis dans cette ambiance-là : [...] j'ai [...] compris ce qui m'avait toujours étonné : pourquoi Platon (ou Aristote ?) place le courage au dernier rang des vertus. Ce n'est pas fait de bien beaux sentiments : un peu de rage, un peu de vanité, beaucoup d'entêtement et un plaisir sportif vulgaire. Surtout l'exaltation de sa force physique qui pourtant n'a rien à y voir. On croise les bras sur sa chemise ouverte et on respire bien. C'est plutôt agréable. Quand ça se produit la nuit, il s'y mêle le sentiment d'avoir fait une immense bêtise. Jamais plus je n'admirerai un homme qui ne serait que courageux. »

La haine aveugle est une intrigue. L'instinct peut expliquer que deux personnes rivalisent pour disposer d'un bien ou d'un espace. Ils se battent jusqu'à ce que l'un d'entre eux cède. Alors le combat est clos. Dans les guerres, apparaît un autre phénomène peu visible et difficile à cerner en temps ordinaire. Il s'agit un effet de masse qui pousse une catégorie de personnes à anéantir un autre groupe au motif qu'il ne leur ressemble pas, qu'il est d'une ethnie, d'une culture ou d'une religion différente. Le fait le plus horrible est la spontanéité avec laquelle une foule peut aller en massacrer une autre, la facilité avec laquelle un homme se délie de ses valeurs morales et, sans plus de réflexion, va aller dans une ville ou un village massacrer des hommes, des femmes, des vieillards et des enfants. À la même période, une guerre civile ravageait la Centrafrique. La France avait été engagée sous l'égide des Nations unies. Franck, un proche confrère, en faisait partie. Nous convînmes d'un contact téléphonique hebdomadaire pour faire le bilan de nos actions respectives. Il me fit le récit suivant, rapporté par un soldat français. Avec son groupe, ils étaient postés à côté de leur véhicule blindé. Ils sécurisaient un carrefour. Les actions offensives avaient cessé. La paix civile était précaire. Ils étaient là pour la garantir. Leur mission se poursuivait avec l'objectif de maintenir la paix entre les différentes factions armées. C'était une journée ordinaire. Ce matin-là était un jour de marché. Il ne se passa rien de particulier jusqu'à ce qu'ils assistent à un mouvement de foule. Ils virent une masse de gens courir dans une même direction. Ils discernèrent au loin une agitation. Ils s'équipèrent pour intervenir. Le calme revint aussi rapidement que le trouble était apparu. Ils n'eurent pas à se déplacer. Les mêmes gens repassèrent devant eux. Les soldats s'enquirent de l'événement. Ils comprirent qu'ils avaient assisté à l'exécution d'un homme, sans jugement, en pleine rue, massacré en quelques minutes à coups de machettes. Ils demandèrent à un passant :

« Pourquoi ?

– C'était un rebelle, leur fut-il répondu.

– À quoi avez-vous repéré qu'il était un rebelle ?

– Euh... Je ne sais pas... En tous les cas il avait bien une tête de rebelle ! »

Mon séjour se terminait en même temps que j'accompagnais des soldats dans leur journée de repos. J'étais une nouvelle fois dans le centre de loisir de la banlieue de Bamako. J'écoutais ces hommes et ces femmes raconter les grandes et les petites histoires de leur mission. En fin de journée, pour m'aérer l'esprit, je grimpai sur le rocher qui dominait le site. Au loin, le fleuve disparaissait dans la poussière. Au-dessus de ma tête, le baobab étendait ses branches sans feuilles. Le paysage était immense. Vues de loin, les habitations semblaient minuscules. Les bruits de la ville étaient étouffés par les chants des oiseaux et le bourdonnement des insectes. On pouvait alors se laisser envahir par le sentiment qu'il n'y avait pas la guerre, qu'il n'y avait jamais eu autre chose dans le monde que ce rocher et ce grand arbre. On pouvait rêver de paix.

Tipperary

En 1922 parut en Angleterre sous ce titre un court texte. *Tipperary* est une chanson de marche de l'armée britannique. L'auteur en est George Santayana. Il livrait les réflexions que lui inspirait le souvenir d'une scène observée quatre ans plus tôt. La Première Guerre mondiale venait de finir. Ce matin-là, dans les rues d'Oxford, les cloches carillonnaient la victoire des Alliés. Il entendit dans un bar un groupe d'officiers chanter. Il observa leur joie mêlée à leur ivresse. Ils chantaient en chœur la fin des combats. Ils chantaient en chœur avec la certitude qu'il n'y aurait plus de morts ni de blessés, avec la confortable perspective que chacun pourrait regagner son foyer dans une paix retrouvée. Georges Santayana perçut dans ce groupe un chagrin mêlé de fierté. Les pensées de ces soldats allaient vers leurs camarades, vers ceux qui étaient morts pour rendre ce jour possible : « [...] ils sont ravis, mais à moitié honteux, d'être eux-mêmes en sécurité [...]. Ils imaginent demain une vie joyeuse, comme avant [...] les pauvres bougres se croient en sécurité ! Ils pensent que la guerre, peut-être la dernière de toutes les guerres, est finie ! Seuls les morts sont en sécurité ; seuls les morts ont vu la fin de la guerre. [...] vous n'avez pas encore vu le pire. [...] vous vous imaginez que d'ici peu la raison l'emportera [...]. Vous vous trompez. [...] La paix n'existe que pour les morts. »

Avec le recul

Ai-je été utile ?

Je peux dire que j'ai été utile si au cours d'une de ces missions j'ai pu aider quelqu'un. Cette question ne me tourmente pas, mais l'arrière-plan me laisse insatisfait. Nous voulions rendre le monde meilleur. C'est un constat d'échec. La Libye a sombré dans le chaos. L'instabilité s'est installée au Mali, au Niger et au Burkina Faso. La Centrafrique est régulièrement ravagée par des guerres civiles. Le sanctuaire forestier des Amérindiens est réduit d'année en année. Avec la guerre en Ukraine, les tensions sont avivées entre les fractions slaves et celles latines de la Bosnie-Herzégovine. Les Turcs jouent une médiation à leur avantage qui fragilise la paix. Sans vergogne les États-Unis ont négocié leur retrait de Kaboul, offrant à leur ennemi d'hier le discours d'une guerre victorieuse. Les Afghans sont à nouveau plongés dans l'obscurantisme avec des femmes voilées, enfermées et annihilées. Les étudiantes sont assassinées. Un peu partout la peur règne avec dans son sillage la colère et le chagrin. Le monde n'est pas meilleur.

Je suis entré dans la carrière avec des illusions. Sans celles-ci, je n'aurais pas fait grand-chose. Les illusions ont leur utilité. Au fil de mes pérégrinations, une illusion est tombée. Le pacifisme n'est pas pour ce monde. Les guerres traînent partout et font tourner le malheur d'un pays à l'autre. Il y a aussi un paradoxe. Les guerres font surgir du bien. Face au chaos, les hommes tissent des liens. Ils répondent à la détresse par un comportement que je place au-dessus de tous les autres : la fraternité. J'ai observé les soldats à l'ouvrage. Des jeunes et des anciens. Les uns animés par la fougue de leur jeunesse, d'autres à l'enfance esquintée qui se reconstruisaient dans l'armée après avoir été abîmés par la vie. Même parmi eux, j'ai observé des élans de dévouement lorsque les épreuves les mettaient face à des personnes en détresse. Le patriotisme est une expression de cette solidarité. J'ai vu des jeunes, d'origine africaine, asiatique ou maghrébine, de culture et de religion différentes, croire aux mêmes valeurs, s'exposer au danger et s'unir sous une même bannière pour porter assistance à leurs frères d'armes. Cet inépuisable dévouement m'inspire une profonde affection et un attachement. Le souvenir de leur personnalité me touche encore et me console. Je considère comme un privilège d'avoir partagé avec eux ces moments particuliers.

TABLE DES MATIÈRES

PRÉAMBULE... 9

AVANT-PROPOS – D'où vient que j'aie été mêlé à ces aventures ? 11

CHAPITRE 1 – Initiation centrafricaine.. 17
   La Lobaye... 17
   Toine et les wâlï... 25
   Au pays des Pygmées... 32
   Vie de camp.. 41
   J'ai raté l'avion.. 51

CHAPITRE 2 – Aventures amazoniennes...................................... 59
   L'école de la forêt.. 59
   « Laissez toute espérance »... 67
   Charvein et l'Acarouany.. 76
   Enjambées dans les Grands-Bois..................................... 84
   Vadrouilles sur le Maroni... 92

CHAPITRE 3 – Choses vues en Bosnie-Herzégovine.................. 101
   Soldats et conciliateurs... 101
   Eux et nous... 110
   Ljiljana.. 119
   Urgences et récréations... 127
   Visite des confins... 135

CHAPITRE 4 – Épreuves afghanes 145
   Kaboul International Airport (KaIA) 145
   Bilal et Saïda 153
   De Tora à Tagab (première partie) 161
   De Tora à Tagab (deuxième partie) 170
   Fantaisies américaines 178

CHAPITRE 5 – Allées et venues au Sahel 187
   Vers le Mali 187
   Excursion à Ménaka 195
   Promenades urbaines 203
   Escale à Niamey 212
   Le rêve du Niger 220

TIPPERARY 229

AVEC LE RECUL 231

DU MÊME AUTEUR
CHEZ ODILE JACOB

Le Hasard enchanté et les Forces de l'espoir, 2022.
Vérité ou mensonge, 2021.
Les Pouvoirs de l'esprit sur le corps, 2018.

Ouvrage proposé par
Boris Cyrulnik

Cet ouvrage a été composé
en Adobe Garamond Pro
par Le vent se lève...
à Rioux-Martin (Charente)

N° d'édition : 4150-0084-X – N° d'impression : 012477409
Dépôt légal : février 2024

Imprimé en France par Présence Graphique

Inscrivez-vous à notre newsletter !
Vous serez ainsi régulièrement informé(e) de nos nouvelles parutions et de nos actualités :

https://www.odilejacob.fr/newsletter